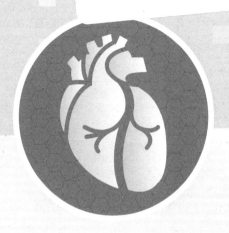

心血管外科疾病
治疗与护理速览

主编 闫炀 王娟 师桃

郑州大学出版社

图书在版编目(CIP)数据

心血管外科疾病治疗与护理速览／闫炀,王娟,师桃主编. — 郑州：郑州大学出版社,2023.2
ISBN 978-7-5645-9104-5

Ⅰ.①心… Ⅱ.①闫…②王…③师…
Ⅲ.①心脏外科学 - 诊疗②血管外科学 - 诊疗
③心脏外科学 - 护理学④血管外科学 - 护理学
Ⅳ.①R654②R473.6

中国版本图书馆 CIP 数据核字(2022)第 178400 号

心血管外科疾病治疗与护理速览
XINXUEGUAN WAIKE JIBING ZHILIAO YU HULI SULAN

策划编辑	薛 晗		封面设计	曾耀东
责任编辑	薛 晗		版式设计	苏永生
责任校对	刘 莉		责任监制	李瑞卿

出版发行	郑州大学出版社(http://www.zzup.cn)
地　　址	郑州市大学路 40 号(450052)
出 版 人	孙保营
发行电话	0371-66966070
经　　销	全国新华书店
印　　刷	郑州印之星印务有限公司
开　　本	787 mm×1 092 mm　1 / 32
印　　张	7
字　　数	156 千字
版　　次	2023 年 2 月第 1 版
印　　次	2023 年 2 月第 1 次印刷

书　　号	ISBN 978-7-5645-9104-5	定　价	39.00 元

编者名单

主　审　许锁春　郑建杰

主　编　闫　炀　王　娟　师　桃

副主编　杨小红　闫路勤

编　委（以姓氏笔画为序）

王　茜　王　娟　王　媛

王飞扬　王京玉　王海晨

牛佳乐　邓　超　师　桃

任咪咪　任雪兰　刘　丹

刘　倩　刘　菲　闫　炀

闫路勤　李　娟　李勇新

李艳婷　杨小红　宋佳欣

张静漪　姚睿琳　徐　迪

雷军荣

前　言

　　心血管外科领域已进入一个快速发展的全新时代。目前，国内有近千家医院开展心血管外科疾病诊治工作，每年完成20余万例心脏及大血管手术；年轻医生和护士陆续加盟，专业队伍越来越壮大。回顾刚工作之始，同今天踏进医院大门的年轻同行一样，面对纷繁复杂的心血管外科专业茫然失措，虽有上级老师点拨，但碍于医教研业务繁忙，难有系统性指导；书架上不乏有心血管外科鸿篇专著，也有针对某种疾病的详尽论述，但少有一本能引领年轻医生和护士快速入门与进入角色的手机样或口袋类参考工具书。

　　鉴于此，结合国内外心血管外科现状与进展，并适应现代医学模式转变，我们组织编写了《心血管外科疾病治疗与护理速览》。本书条理清晰，言简意赅，重点突出，通俗易懂，关键之处有提示与解析，对心血管外科日常临床工作具有现实指导作用，更有助于年轻同行尽快熟悉业务，融入团队协作与建设中。同时，本书注重"以人为本"的医学人

— 1 —

文主题,以患者为中心,规范性开展医疗活动,加强与患方情感和心理沟通方面的宣教,体现"医乃仁术"的基本原则,弥补前期学习中医学人文教育上的欠缺。

本书既有作者多年从师学习、专业培训和临床实践的心得,也融汇了心脏内外科领域最新指南或共识,便于读者学习与掌握。由于作者水平与篇幅所限,本书可能存在遗漏、缺失或谬误之处,恳请读者批评指正。感谢西安交通大学第一附属医院心血管外科全体医护人员多年来的辛勤耕耘与努力,祝愿我国心血管外科专业更上一个台阶。

闫 炀

2023 年 1 月

目　录

第一章 | 瓣膜性心脏病

瓣膜性心脏病(简称瓣膜病,VHD)是十分常见的心脏疾患之一,可由风湿热(RF)、退行性变、先天性瓣膜畸形、感染性心内膜炎(IE)以及结缔组织病等病因引起。随着年龄增长,瓣膜病患病率和发病率明显增高。二尖瓣和主动脉瓣最常受累,器质性三尖瓣病变较少见,多为左心系统瓣膜病而继发功能性改变。

正常瓣膜起单向阀门作用,伴随心脏收缩与舒张活动,维持血液在体循环、肺循环有序地向前循环流动。当瓣膜发生病理改变时,呈现增厚、纤维化、钙化或挛缩,导致瓣口狭窄、瓣膜不能完全打开、瓣口有效面积缩小,从而阻碍血液正常流动;或者是瓣膜不能良好闭合,失去阀门作用,出现血液回流或反流。常见瓣膜病概述如下。

一、二尖瓣狭窄

二尖瓣狭窄(MS)多见于青壮年,几乎均为风湿热所致,是发展中国家居民最常见的瓣膜疾患。老年性瓣膜钙化造成 MS 仅占少数。先天性 MS 则极罕见。

风湿热病史起自于青少年时期,多年后渐进性出现症状。风湿性 MS 病程演进分期见表 1-1。在热带地区如南亚、赤道非洲国家,其病情进展较快,年轻群体中即可出现临床症状。劳力性呼吸困难是最早期病症。闻及心尖区舒张中晚期低调的隆隆样杂音,是 MS 较为典型的体征。如果在第二心音后闻及高调、短促而响亮的舒张早期开瓣音,尤其呼气相相明显,则提示 MS 且瓣叶柔顺性较好。如果三尖瓣区闻及全收缩期吹风样杂音,在吸气时相更为明显,则提示 MS 已累及右心系统,造成三尖瓣相对性关闭不全。

表 1-1 风湿性 MS 病程演进分期

分期	定义	瓣膜解剖	瓣膜血流动力学	血流动力学影响	症状
A	MS 风险期	舒张期呈穹隆样	正常跨瓣流速	无	无
B	MS 进展期	交界粘连,舒张期瓣体膨隆,瓣口面积>1.5 cm²	跨瓣流速增高,瓣膜面积>1.5 cm²,舒张期压力减半时间<150 ms	轻至中度,左房扩大,肺动脉压正常	无
C	无症状严重 MS	交界粘连,舒张期瓣体膨隆,瓣口面积≤1.5 cm²	瓣口面积≤1.5 cm²,舒张期压力减半时间≥150 ms	左房显著扩大,肺动脉压大于 50 mmHg	无
D	有症状严重 MS	交界粘连,舒张期瓣体膨隆,瓣口面积≤1.5 cm²	瓣口面积≤1.5 cm²,舒张期压力减半时间≥150 ms	左房显著扩大,肺动脉压大于 50 mmHg	无

注:引自 2020 年美国心脏病学会/美国心脏协会(ACC/AHA)瓣膜指南。

💗 **重要提示**

除心尖区舒张期隆隆样杂音外,尚能闻及开瓣音,说明瓣膜弹性、柔顺性良好。隔膜型 MS 是经皮球囊二尖瓣成形术(PBMV)最好的选择。

根据二维及多普勒超声心动图检查,结合患者临床表现,MS 严重程度与代偿状态划分见表 1-2。

表 1-2 MS 严重程度与代偿性状态划分

严重程度	二尖瓣瓣口面积/cm²	舒张期跨瓣压差/mmHg	肺动脉收缩压/mmHg	有无临床症状	代偿状态分期
正常二尖瓣	4~5	几乎无压差	15		
轻度 MS	<2.5	5	<30	多无	左房代偿
中度 MS	<1.5	5~10	30~50	静息时可无	左房失代偿
重度 MS	<1.0	>10	>50	静息时也有	左房失代偿,右心受累

二、二尖瓣关闭不全

二尖瓣关闭不全(MI)常与 MS 并存(占 1/2),多为风湿性;现如今退行性或黏液样变,伴二尖瓣脱垂(MVP)、二尖瓣反流(MR)愈发常见;老年特发性或冠心病心肌梗死导致的乳头肌功能不全、腱索断裂,以及感染性心内膜炎也常见;其他如先天性心内膜缺损、降落伞型二尖瓣畸形较为少见。

慢性 MI 时出现血液反流,左房血容量与左房压增加,导致左房、左室扩大,风湿性 MI 病程演进分期见表 1-3。心尖区闻及全收缩期风吹样杂音,向左腋下传导;左房显著扩大,X 射线双房影是 MI 的特有征象。急性 MI 血流动力学和临床意义与慢性者差别很大,因无代偿阶段,左心系统不能容纳反流血量,这将导致急性肺水肿、急性左房或左心力衰竭,预后较差。

表 1-3　风湿性 MI 病程演进分期

分期	定义	瓣膜解剖	瓣膜血流动力学	血流动力学影响	症状
A	风险期	轻度增厚,瓣膜活动受限	无反流束或反流束<20% 左房面积,反流束缩流颈宽度<0.3 cm	无	无
B	进展期	瓣膜活动受限,瓣膜中心性对合消失	中心反流束占 20%~40% 左房面积,或收缩晚期偏心反流,反流束缩流颈宽度<0.7 cm;反流量<60 ml,反流分数<50%,反流口面积<0.40 cm²	左房轻度扩大,无右室扩大,肺动脉压正常	无
C	无症状重度反流	瓣膜活动受限,瓣膜中心性对合消失	中心反流束>40% 左房面积,或全收缩期心反流;反流束缩流颈宽度≥0.7 cm;反流量≥60 ml,反流分数≥50%,反流口面积≥0.40 cm²	中至重度左房扩大,左室扩大,静息或活动后肺动脉压 C1:LVEF>60%,左室收缩末内径(LVESD)<40 mm。C2:LVEF≤60%,左室收缩末内径≥40 mm	无
D	有症状重度反流	瓣膜活动受限,瓣膜中心性对合消失	中心反流束>40% 左房面积,或全收缩期偏心反流;反流束缩流颈宽度≥0.7 cm;反流量≥60 ml,反流分数≥50%,反流口面积≥0.40 cm²	中至重度左房扩大,左室扩大,肺动脉高压(PH)	活动耐量下降,劳力性呼吸困难

注:引自 2020 年 ACC/AHA 瓣膜指南。

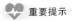

因急性心肌梗死、感染性心内膜炎、创伤或自发性腱索断裂、瓣膜毁损或破裂、乳头肌坏死与撕裂而引起的急性 MI，内科治疗效果甚微，应当立即施行急症二尖瓣成形或瓣膜置换。

三、主动脉瓣狭窄

主动脉瓣狭窄(AS)常由风湿热所累及，多与二尖瓣病变并存；先天性主动脉瓣异常中以二叶瓣畸形最为多见，一般均在成年后发病；其他如老年退行性病变、钙化和狭窄并不少见。由于病变渐进性进展，引起左室向心性肥厚，经历较长代偿期。正常成人主动脉瓣口面积为 3～3.5 cm²；大于 1.5 cm² 为轻度 AS，1.0～1.5 cm² 为中度 AS，小于 1.0 cm² 为重度 AS。劳力性呼吸困难、心绞痛和晕厥是 AS 典型的三联症。AS 具有的特征性杂音是胸骨右缘第 2 肋间最响亮、粗糙的喷射性收缩期杂音。人工瓣膜置换术是治疗 AS 的主要方法。

高龄、体质虚弱、左室功能差和(或)并存严重疾病患者，如慢性阻塞性肺疾病(COPD)、肾功能不全等，可考虑和选择经导管主动脉瓣植入(置换)术〔TAVI(R)〕。

重要提示

严重 AS 有极高的猝死风险，因此无论有无症状应尽早手术。一旦出现临床症状或心功能不全，病情会急转直下，自然生存率将大幅下降，手术风险也相对较高。但即便如此，手术后症状改善和远期效果均明显优于非手术治疗。所以，应在症状出现之前进行外科治疗。

四、主动脉瓣关闭不全

主动脉瓣关闭不全（AI）根据其临床病程可分为急性和慢性两大类。慢性者以风湿性最多见，单纯性 AI 少见，常并存 AS；还可见于先天性主动脉瓣二叶瓣畸形、老年退行性病变、中层囊性坏死或高血压引起主动脉瓣和瓣环扩张等。急性者见于感染性心内膜炎、瓣叶穿孔、创伤致瓣叶撕裂、毁损，以及夹层动脉瘤等。慢性中重度 AI 者在较长时间可无症状，这主要是由于血液反流、主动脉内阻力下降和左室代偿性增加每搏输出量。随着病情发展，血液反流量增大，左室渐进性扩张、增大，表现为上肢脉压扩大，周围血管征如水冲脉、股动脉枪击音和毛细血管搏动征呈阳性；主动脉瓣听诊区呈高调递减型叹息或哈气样舒张期杂音。急性 AI 者脉压增大不明显，左室内径正常。

AI 一旦心脏失去代偿功能病情也是急转直下，多数患者在出现心力衰竭（HF）后很快死亡。所以具有手术指征的病例应及早手术治疗。主动脉瓣置换（AVR）是根治性方法，如同时合并升主动脉极度扩张，Bentall 手术则是最佳方案。近来，主动脉瓣成形术受到关注。

❤ **重要提示** ▸

严重 AI 最佳手术时机是在左室功能不全刚刚开始，即严重心力衰竭发生之前进行；或者虽无症状，但左室射血分数已下降、左室舒张末内径>60 mm，应尽早施行手术治疗。

五、三尖瓣关闭不全

单纯性三尖瓣关闭不全（TI）少见。最为多见的 TI 常由左心瓣膜病变所累，二尖瓣狭窄或关闭不全引起右心力衰竭导致右室和三尖瓣环扩大,从而造成功能性而非器质性 TI 和反流。三尖瓣反流病程演进分期见表1-4。器质性 TI 可分为先天性因素所致,如三尖瓣下移畸形;后天性因素所致,如右心内膜炎累及三尖瓣,见于静脉吸毒者,肿瘤和黏液样变引起三尖瓣脱垂亦可导致 TI。

表1-4 三尖瓣反流病程演进分期

分期	定义	血流动力学特性	后果	临床表现
A	有风险因素	无意义	无不良	无症状
B	进展期 TR	反流束<50% 右房面积,宽度<0.7 cm		
C	无症状重度 TR	反流束≥50% 右房面积,宽度≥0.7 cm	右房、右室扩张	静脉压升高,无症状
D	有症状重度 TR	反流束≥50% 右房面积,宽度≥0.7 cm	右房、右室扩张	静脉压升高,有症状

注:引自 2020 年 ACC/AHA 瓣膜指南。

💗 **重要提示**

器质性三尖瓣病变或严重功能性 TI 需手术治疗。一般采用三尖瓣生物瓣置换术,其相对于机械瓣的优势在于栓塞的风险低,植入起搏导线不受干扰,且不影响人工瓣膜的开启与关闭。

常见心脏瓣膜病变的症状、体征与手术判定指征见表1-5;而常见二尖瓣狭窄、主动脉瓣狭窄病变如图1-1 所示。

瓣膜性心脏病不论何种病因,但凡器质性中、重度病变,内科治疗无效或反复出现症状,住院诊治时应尽早采取外科手术治疗。最佳手术时机应在心功能不全出现即发生严重心力衰竭之前施行瓣膜置换/修复或植入。因为出现症状后,非手术患者的生存率显著下降。

表1-5　常见心脏瓣膜病变的症状、体征与手术判定指征

疾病	症状与体征	手术指征
二尖瓣狭窄（MS）	劳力性呼吸困难、哮喘、咳嗽、端坐呼吸，二尖瓣面容、乏力、水肿、房颤及咯血，心尖区舒张期隆隆样杂音	有症状或严重肺动脉高压的重度 MS（瓣口面积<1.5 cm²）；中度 MS（瓣口面积 1.5 ~ 2.0 cm²）时合并下列任何一项指标：心功能Ⅲ ~ Ⅳ级，房颤，左房血栓，栓塞条件，双房影
二尖瓣关闭不全（MI）	劳力性呼吸困难、疲乏、左房衰竭，肺淤血、外周水肿、右心力衰竭，房颤史，心尖区收缩期吹风样杂音	重度反流（中心反流束>40% 的左房面积。反流束缩流径宽度≥7 mm）。左室收缩末内径>40 mm；反流瓣口面积 >40 mm²。中度反流时合并下列任何一项指标：心功能Ⅲ ~ Ⅳ级，房颤，左房血栓，栓塞条件，左房前后径>45 mm，三尖瓣中度以上反流，肺动脉高压（收缩压≥50 mmHg，均压≥30 mmHg），有需要其他心脏手术者
主动脉瓣狭窄（AS）	心绞痛、晕厥、心力衰竭史，主动脉瓣听诊区收缩期喷射样杂音	严重 AS（瓣口面积<1.0 cm²）伴有症状（生存率下降）；中度 AS（瓣口面积 1.0 ~ 1.5 cm²）
主动脉瓣关闭不全（AI）	心悸、呼吸困难、心力衰竭、脉压增宽、水冲脉、毛细血管搏动征；主动脉瓣听诊区舒张期叹息样杂音，A-F 杂音	严重 AI，有症状或左室扩大者；中、重度 AI 无症状时，LVEF 低于正常和左室舒张末内径>60 mm，有需要其他心脏手术者

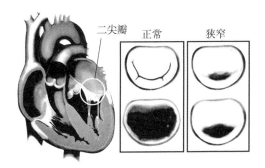

a.正常二尖瓣与二尖瓣狭窄

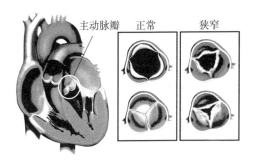

b.正常主动脉瓣与主动脉瓣狭窄

图1-1　二尖瓣和主动脉瓣正常形态及其狭窄病变示意

功能性 TI 常为左心系统严重瓣膜病变所致,是过去常被忽视的继发性病变,尽管左心二尖瓣和(或)主动脉瓣得以手术治疗,三尖瓣功能障碍可能改善或缓解,但许多病例甚至随着时间延长反而加重。功能性 MI 多由左室扩张、瓣环扩大、乳头肌功能异常所致。这些患者常需要在心脏手术时同期处理，或者在严重状态下单独手术（如既往已进行二尖瓣置换，此次仅行三尖瓣手术）。人工心脏瓣环（软质或硬性环）则是手术中的常用材料。

（闫　炀　刘　菲　王　媛　闫路勤）

第二章 | 冠状动脉粥样硬化性心脏病

在全球范围内,冠状动脉粥样硬化性心脏病(简称冠心病,CAD 或 CHD)是致死的主要原因,其发病率在我国呈逐年上升趋势。冠心病是由脂质代谢异常,炎症细胞浸润在受损冠状动脉壁上一处或多处修复时斑块形成,为一个复杂多阶段和渐进的病理过程。

随着疾病进展,斑块逐渐增大,导致冠状动脉狭窄或阻塞,引起心肌缺血、缺氧或坏死;大多数患者早期无症状,只有当病变引起管腔严重狭窄时,在体力活动、情绪激动或紧张下,由于心肌耗氧增加却又供血不足,造成氧供与氧耗失衡,才出现心绞痛及其症状,表现为胸骨后压榨性痛或憋闷感,常伴颈部、下颌、左上肢或上腹部放射性疼痛等。这些具有典型心绞痛症状的患者,休息或含服硝酸甘油后可缓解,临床上将其病症归为稳定型心绞痛(SAP),但发生率可能不足 50%。

现确认许多患者,尤其是老年人、糖尿病患者可能没有上述症状,而是以疲乏、虚弱、眩晕或消化道症状为特征。对于在静息状态下症状不能缓解,可能常提示 CAD 进入另一不稳定阶段或致命性进展形式,我们将后者纳入急性冠脉综合征(ACS)。现概述如下。

一、稳定型心绞痛

稳定型心绞痛(SAP)又称劳力性心绞痛,是冠心病最多见的一种表现类型。其发作源于心肌的需氧与冠状动脉的供氧失衡,致使心肌缺血、缺氧;常有固定的诱发因素,发作持续时间短,休息或含服硝酸甘油能迅速缓解。SAP 分级常依据加拿大心血管学会(CCS)分级法,类似于纽约心脏病协会(NYHA)心功能分级,见表 2-1。

表 2-1　SAP 分级

分级	症状
Ⅰ级	日常活动如步行、爬高无心绞痛发作
Ⅱ级	日常体力活动稍受制约
Ⅲ级	日常体力活动明显受限
Ⅳ级	轻微活动可引起发作,甚至静息时也有

　　SAP 一经确诊,其处理原则与措施包括:①管控或远离危险因素,如戒烟,控制高血压、糖尿病和高脂血症等(详见下述内容)。②适当运动,避免过劳。③合理膳食,忌高油、高盐和高脂食物;改善生活方式,如忌过量饮酒,尽可能不熬夜。④在医生指导下合理和预防性用药,如抗血小板药、降血脂类药和扩血管药物,提高服药依从性。⑤必要时进行冠状动脉血运重建,使用经皮冠脉介入术(PCI)和(或)冠状动脉旁路移植术(CABG,通俗地称为冠状动脉搭桥术)。

💗 **重要提示**

　　冠心病中 SAP 有无症状与心肌的氧供和耗氧失衡相关,表现不尽相同,且有个体差异。

二、急性冠脉综合征

急性冠脉综合征(ACS)特指临床上急性发作的一类CAD的总称,是指冠状动脉粥样硬化斑块破裂或侵蚀,继发完全或不完全性血栓形成而作为病理基础的临床综合征。ACS作为一个连续的疾病谱如图2-1所示,包括不稳定型心绞痛(UAP)、非ST段抬高心肌梗死(NSTEMI)和ST段抬高心肌梗死(STEMI)。不同类型ACS具有急性发病的特点,尤其是存在某些危险因素的CAD患者,见表2-2。

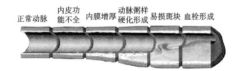

图2-1　急性冠脉综合征疾病谱进展图解

表2-2　CAD的危险因素

可控或可改变的风险因素	不可改变的风险因素
吸烟	老年人(>65岁)
血脂异常	家族性病史
高血压	种族性(如白种人高于黄种人)
糖尿病	性别差异(女性进入更年期前男性患病风险高于女性)
腹型肥胖、超重	
缺乏运动	
每日水果、蔬菜摄入不足	
酗酒、酒精中毒	
紧张、抑郁、焦虑、易怒和仇恨等心理障碍	

急性发病患者大多与内膜损伤或斑块破裂有关。薄帽纤维粥样斑块（TCFA），又称脆弱或易损斑块。这些不稳定斑块易于破裂，导致内膜损伤，诱发血管痉挛，同时脂质、炎症细胞与坏死物质暴露于血流，从而激活血小板，启动凝血链系统，产生瀑布样凝血和血栓形成。发作的严重性和心脏损伤程度取决于血栓的范围、大小、凝血与纤溶活性间的平衡以及缺血时限的长短。

❤️ **重要提示**

ACS 是由不稳定性粥样硬化斑块及易损斑块破裂引起的突发性危及生命的血栓，其产生的心肌缺血或梗死后果取决于冠状动脉阻塞的程度。完全闭塞性血栓将造成 STEMI，如果是非完全闭塞性则转为 UAP 或 NSTEMI。

不稳定型心绞痛（UAP）是由冠状动脉内血栓阻塞所致，通过自身纤溶系统溶解、恢复血流，症状表现为发作后又缓解，初发者较轻，恶性稳定型心绞痛较重；有些可在静息时发作，通常持续 20 min 以上；且心绞痛症状易于复发，常常发作更为频繁且更加严重。

非 ST 段抬高心肌梗死（NSTEMI）与 UAP 具有共同的临床特点，主要差别在于缺血的严重程度不同。缺血严重、心肌酶学检查中肌钙蛋白等升高者为 NSTEMI，否则诊断为 UAP，并且在 12 导联心电图上可显示 ST 段压低或 T 波倒置变化，故命名为 NSTEMI。

ST 段抬高心肌梗死（STEMI）冠状动脉完全阻塞，心肌血供彻底中断，直至导致心肌缺血和坏死。临床上表现为典型 STEMI，其疼痛极其剧烈，服用硝酸甘油难以缓解。可出现上述心绞痛特异性和非特异性症状，以及休克样生命体征。心电图（ECG）

在相应导联上表现为 ST 段抬高、异常 Q 波等。STEMI 时相关 12 导联 ECG 变化及所累及的冠状动脉病变见表2-3。心肌细胞坏死、膜完整性破坏,心肌细胞内大分子物质(心肌酶)释放入血,临床上常检测的血清心肌标志物或酶学出现和间隔持续时间见表2-4。

表2-3 STEMI 时相关 12 导联 ECG 变化
及所累及的冠状动脉病变

心电图导联	心肌梗死范围	冠状动脉及其分支
Ⅱ、Ⅲ、avF	下壁或后下壁	RCA、PDA、LVB
$V_1 \sim V_4$	前壁/前间壁	LAD、D
Ⅰ、avL、avR、$V_5 \sim V_6$	后外侧壁	LCx、OM

注:RCA 为右冠状脉,PDA 为后降支,LVB 为左室后支,LAD 为前降支,D 对角支,LCx 为左旋支,OM 为钝缘支。

表2-4 临床上常检测的血清心肌标志物或酶学出现
和间隔持续时间

血清心肌标志物或酶学	出现时间/h	峰值时间/h	持续时间/h
肌钙蛋白	1~2	4~8	1~2
肌钙蛋白 T(cTnT)	2~4	10~24	5~14
肌钙蛋白 I(cTnI)	2~4	10~24	5~10
肌酸激酶(CK)	2~6	24	3~4
肌酸激酶同工酶(CK-MB)	4~8	10~24	2~4

临床上持续胸痛超过 30 min 且口含硝酸甘油不能缓解、ECG 动态变化、心肌酶学异常升高,三项指标中有任何两项,则 STEMI(或 NSTEMI)诊断成立,应紧急采取急救措施。ACS 虽涵盖多种不同的临床类型,但作为急性发作的表现,后果和治疗上

存在许多共同之处。无论药物还是介入治疗,目的是使冠状动脉再通,恢复心肌灌注,使心肌缺血或梗死损害最小化。再灌注治疗包括内科溶栓、心脏介入支架,具体根据当时、当地医疗环境和条件而定。

 重要提示

　　争取时间就是拯救心肌和挽救生命,也就是"时间就是心肌"。溶栓治疗窗口期即住院到使用上针剂的时间<30 min;介入治疗窗口期即住院到使用上球囊成型的时间<90 min。

三、急性冠脉综合征的处理措施

　　急性冠脉综合征(ACS)的处理措施包括药物应用、疾病严重程度评估和再灌注治疗。

　　1. 药物应用　ACS 患者常用的药物见表 2-5,ACS 患者血栓部分或完全性阻塞冠状动脉,口服药物治疗耗时短、起效快,目的在于遏制血栓进一步增大和蔓延,减少血栓形成,尽量减小缺血所造成的损害。

表 2-5　ACS 患者常用的药物

项目	常用的药物
抗血小板药物	非肠溶性阿司匹林;P2Y12 拮抗剂,包括氯吡格雷(波立维)、普拉格雷和替格瑞洛(倍林达);静脉用血小板抑制剂,包括阿昔单抗、依替巴肽和替罗非班
抗凝药物	依诺肝素(克赛)、比伐卢丁、磺达肝素或普通肝素
溶栓药物	替奈普酶(TNK)、尿激酶和链激酶
其他	硝酸酯类、降血脂类

阿司匹林减缓血栓形成、增大；硝酸甘油舌下含服吸收起效快、血管舒张，促进血流增加。两三次硝酸甘油含服后胸痛症状不能缓解，应通知医生并遵从医嘱注射吗啡。除了镇痛，吗啡同时具有镇静、降低氧耗、扩张冠状动脉和增加血供的作用。

💓 **重要提示**

对于低血压的 ACS 患者，小心使用硝酸甘油和吗啡！另外磷酸二酯酶抑制剂与硝酸甘油联合应用时可导致危险的低血压状态。

氯吡格雷是最早使用的 P2Y12 拮抗剂，循证医学证明无论药物还是支架介入双联抗血小板治疗（DAPT，简称双抗治疗，即阿司匹林与 P2Y12 拮抗剂一起服用）均能降低死亡、心肌梗死和卒中的风险。替格瑞洛和普拉格雷比氯吡格雷效力更强、更有效，但具有高度出血风险。对于冠状动脉内血栓是罪魁祸首的 ACS 患者，除了使用双抗治疗外还需用抗凝剂，抗凝药物见表 2-5。

约 30% 的患者缺乏 CYP2C19 酶来有效代谢氯吡格雷，从而使其效力降低并可能导致不良后果。普拉格雷或替格瑞洛替代使用时，应关注出血并发症；对老年患者（>75 岁）不能使用这类强效药物，宜小剂量服用阿司匹林。

💓 **重要提示**

多重抗血小板药物和抗凝血剂联合使用将增加出血风险。在进行任何手术之前应停用所有 P2Y12 拮抗剂 5 ~ 7 d，以防出血。

2. 疾病严重程度评估　对于 ACS 患者确定其

CAD病变范围十分重要,大多数患者需要通过冠状动脉造影术确定病变范围和程度,以提供治疗方案。

3.再灌注治疗　通过药物或经皮心导管介入治疗是打通闭塞血管进行再灌注治疗的两种及时有效的紧急救治方法。医护人员要了解和掌握溶栓和介入治疗窗口期。

🛏 **临床警示!**

患者近期发生卒中、难以控制的严重高血压或疑似主动脉夹层时,应是溶栓治疗的禁忌证。既往有胃肠道溃疡、出血史或较大手术创伤者,也要慎用。

四、外科手术的必要性

对于局限性冠状动脉病变可以采用经皮冠脉介入术(PCI),而多发或弥漫性病变者需要冠状动脉旁路移植术(CABG);瓣膜病并存或其他需手术治疗的患者应同期手术,而不仅仅为 CAD 施行单纯PCI。多学科心脏团队成员应综合评估患者所有资料,确定血运重建的最佳治疗方案(表2-6)。

表2-6　PCI 和 CABG 的适应证

PCI 适应证	CABG 适应证
一支或两支局限性病变者	左主干病变或三支严重狭窄(>70%)者
对于 STEMI 者,PCI 比 CABG 更快捷、更安全	混合性多支病变者
PCI 并发症风险低而手术并发症较高者	糖尿病或弥漫性病变者
	PCI 未获成功者
	需同期进行其他手术者

护士了解和掌握再灌注治疗、血运重建方面基本原理与临床适用范围，对患者进行有效宣教将大有裨益，并能为患者进行手术或其他治疗做好充分准备。

💗 **重要提示**

PCI 与 CABG 是 CAD 治疗的两种策略与方法，互为补充，而非竞争关系；PCI 是冠状动脉病变相对不严重患者的更好选择。

（王海晨　雷军荣　闫路勤　任咪咪）

第三章 | 先天性心脏病

　　先天性心脏病(简称先心病,CHD)是指心脏和大血管在胚胎发育过程中出现异常引起出生时即存在的一类心血管畸形。据统计,CHD 发病率约占0.7%,全球每年约 150 万新生儿患有 CHD,我国有10 万～15 万。出生缺陷成为我国围产儿死亡的主要原因,其中 CHD 占出生缺陷的 1/3,居于最高的一组,并成为影响儿童身心健康及人口质量的重大公共卫生问题。

　　虽然 CHD 病因仍难以厘清,但共识聚焦于遗传与环境因素的相互作用是导致胎儿心脏发育畸变的重要因子;90% 以上 CHD 属于多基因遗传缺陷。而母体接触的环境危险因素、孕期感染、疾病与用药,以及不良生活方式均不可忽视。

　　CHD 粗略地划分紫绀型和非紫绀型两大类,这是人们基于临床表现和症状学而划分的。随着对解剖结构学和病理生理学深入了解,CHD 分类趋向节段性划分与细化命名,即依据心脏各结构间的位置、连接关系及胚胎学畸形进行分类,包括大静脉(上下腔静脉、肺静脉开始)、心房、心室连接、心室、心室动脉连接和大动脉(肺动脉、主动脉结束)6 个节段。正常心脏各节段解剖结构关系如图 3-1所示。

　　依据各节段解剖结构和畸形的发病率近似值排序 CHD,心室水平的室间隔缺损(VSD)占比最大约 20%,心房水平的房间隔缺损(ASD)、大动脉段

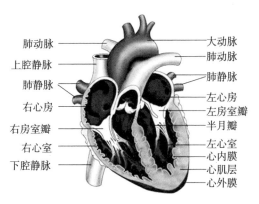

图 3-1 正常心脏各节段解剖结构关系示意

的动脉导管未闭(PDA)、主动脉缩窄(CoA)、心室动脉连接的主动脉狭窄、肺动脉瓣狭窄和右心室的法洛四联症各占 10%。这些常见疾病占比为 80% 之多。其他更为复杂性病变大致为完全性大动脉转位占 5% +，肺动脉闭锁占 5% ±，三尖瓣闭锁和永存动脉干占 3%，完全肺静脉异位引流和完全房室隔缺损占 2% ±。

一、室间隔缺损

室间隔缺损(VSD)是最常见的 CHD,根据室间隔解剖部位和 Anderson 分类法，大致分为膜周部、漏斗部和肌部缺损三大型(并存于复杂性 CHD 的室间隔缺损不在本病之列)。膜周部最多见，单纯膜部间隔小缺损(<3 mm)因其周边腱索、小梁组织成片形成间隔瘤，易于自闭;漏斗部缺损有干下型、嵴内型之分;肌部缺损多位于心尖肌性间隔，在右室面呈多隙和蜂窝状。

VSD 常伴发其他畸形，其中动脉导管未闭

（PDA）最常见,其次有房间隔缺损（ASD）、右室流出道梗阻等。除了常规或微创切口手术治疗外,部分单一 VSD 可施行经皮介入封堵术。VSD 外科手术适应证与禁忌证见表3-1。

表3-1　VSD外科手术适应证与禁忌证

适应证	禁忌证
5～6 岁之前未闭的,直径>4 mm	静息和轻度活动后出现紫绀（又称发绀）,杵状指（趾）阳性
反复肺部感染、较大缺损	收缩期杂音消失,肺动脉第二心音亢进
VSD 伴主动脉瓣关闭不全（AI）	心脏超声提示室水平呈以右向左分流为主
VSD 合并肺动脉高压（但肺/体动脉比值≤1.2,肺/体血流量>1.5,全肺阻力<10 Wood 单位）	右心导管检查肺血管总阻力>10 Wood 单位,肺/体血流量<1.2,肺/体阻力>0.75

💗 **重要提示**

对于小的限制性 VSD（直径<4 mm）,如膜部间隔或肌部缺损有自然闭合的可能性,3～5 岁以后自发闭合率很小;干下型 VSD 自闭的可能性最小,如果缺损缩小,多数也是主动脉瓣叶脱垂所致,后期可能导致主动脉瓣脱垂或关闭不全,应尽早手术治疗。

🛏 **临床警示!**

非限制性 VSD（即直径较大或很大的无任何遮挡,与主动脉根部直径之比>1/2）易发生充血性心力衰竭,较早发展为不可逆性肺血管阻塞性病变,甚至进展至艾森门格（Eisenmenger）综合征。

二、房间隔缺损

房间隔缺损(ASD)大多数为继发孔型,即房间隔中央或相当于卵圆窝部位,常有完整的间隔边缘,单一缺损多见,个别为多孔或筛孔状;上下腔静脉型(即高位和低位)ASD不少见。原发孔型ASD又称部分性心内膜缺损,常合并二尖瓣前瓣裂或三间瓣隔瓣裂;冠状静脉窦型ASD又称无顶冠状窦,少见。平常所说的ASD常指前两个类型。

继发孔型ASD现已成为介入或非体外循环下微创入路封堵最多和最适用的对象。但仍有部分ASD,尤其是较大、无边缘者,以及合并右肺静脉异位连接、上下腔静脉型或原发孔型ASD宜采用外科手术方法。ASD介入封堵和微创入路外科手术适应证见表3-2。

表3-2 ASD介入封堵与微创入路外科手术适应证

介入封堵适应证	外科手术适应证
年龄>2岁	年龄一般不受限,分流量大
继发孔型,直径5 ~ 35 mm,缺损边缘距上、下静脉,主动脉和冠状静脉窦距离≥5 mm	所有类型ASD
房间隔直径>封堵伞左房侧直径	可逆性肺动脉高压(即静息时肺血管阻力升至8 ~ 12 U/m² ,使用肺血管扩张剂后下降至7 U/m²以下)

另外,术前辨别什么类型的ASD,对选择治疗方法大有裨益;术中认准解剖结构及与邻近组织关系很重要,譬如在下腔型ASD手术中,如将下腔静脉瓣误作ASD下缘加以缝合,则将导致下腔静脉血引入左房,造成医源性右向左分流等。

一般认为小的 ASD 对于血流动力学影响很小,因为左、右房压力几乎相近,没有或很少分流,无临床意义。分辨何种类型 ASD,以选择最佳治疗方法,做出精准的矫治。

三、动脉导管未闭

动脉导管未闭(PDA)是常见的 CHD 之一,早产儿或低体重新生儿中多见;患者多数为单独出现,少数与其他心内畸形并存。新生儿期间,绝大多数在 2~6 周内动脉导管自行闭合形成动脉导管韧带;月龄超过 6 个月动脉导管仍开放,则自闭可能性较小。由于肺血管阻力远低于体循环压力,因而导管粗、短者分流量大。在胸骨左缘第 2 肋间或左锁骨下凹处,连续性机器样杂音是 PDA 典型的体征。

虽然单纯 PDA 首先考虑经皮导管介入封堵术,但也要根据患者的病情、导管大小与形态、分流量多少与体肺循环阻力而定。介入治疗最适用于细导管和学龄前儿童。

临床警示!

PDA 有时常合并其他心血管畸形,在肺动脉闭锁、主动脉中断或闭锁等复杂 CHD 中,导管起到调节肺循环血流,维持部分和全部体循环血供的重要作用;因此,PDA 不但不能处置,而且要维持其畅通,除非 PDA 与心内合并畸形同时矫治。

早产儿、低体重新生儿常因粗大 PDA 存在而发生难以控制的充血性心力衰竭、反复肺部感染。内科治疗无效时,宜行床旁急诊外科手术。任何年龄段患者合并肺动脉高压、仍以左向右分流为主者均是手术适应证。

四、法洛四联症

法洛四联症(TOF)是紫绀型 CHD 中最常见的一种(图 3-2),占其绝大多数(80%);严重者自然预后差,由于右室流出道狭窄,体循环静脉血液尚未经肺氧合,直接由右室通过室间隔缺损进入主动脉。因此,紫绀是 TOF 最突出的症状,尤其在哭闹或活动后明显,多见于全身及末梢[如口唇、耳郭与指(趾)];杵状指(趾)与缺氧程度相关。儿童时常存蹲踞现象。X 射线表现肺血少、肺部纹理细、"靴"形心。

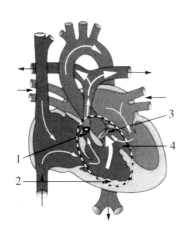

1.肺动脉狭窄;2.右心室肥大;3.主动脉骑跨;4.室间隔缺损。

图 3-2　法洛四联症图解

一般典型或单纯性 TOF 首选一期根治手术。对右室流出道严重狭窄且肺动脉远端严重发育不良,或一侧肺动脉缺失伴有较粗大体肺侧支者,应首先施行姑息性手术,待肺动脉改善后做二期根治术。TOF 手术适应证见表 3-3,包括一期根治术与姑息手术。

表 3-3　TOF 手术适应证(一期根治术与姑息手术方法)

一期根治术	姑息手术方法
McGoon 比值*>1.2	锁骨下动脉-肺动脉分流或改良式
肺动脉指数**≥150 mm²/m²	改良 Waterstan 术(升主动脉-GorTex 人工血管-肺动脉)
左室舒张末容量指数***≥30 ml/m²	中心分流术(改良 Brock 术)

注:*McGoon 比值指心包外左、右肺动脉直径之和与膈肌平面降主动脉直径之比,正常值>2.0。

**肺动脉指数指心包外左、右肺动脉横截面积之和与体表面积之比,正常值≥330 mm²/m²。

***左室舒张末容量指数指左室舒张末容量与体表面积之比,正常值为 50~58(均 55)ml/m²。

❤ 重要提示

姑息手术目的是减轻症状、促进肺血管发育,为根治手术做准备;仅用于肺动脉发育极差以及伴有其他严重心内畸形、不适合一期根治的患者。

五、肺动脉瓣狭窄

肺动脉瓣狭窄(PS)也是一种常见的 CHD,常为 3 个瓣叶游离缘部分或完全融合,瓣叶增厚,呈鱼嘴状狭窄。PS 作为一种进展性疾病,随着年龄增加,继发漏斗部或右室肌肉向心性肥厚,加重右室流出道梗阻;不同于 TOF,血液流经高压的右室,只有通过肥厚的流出道和狭窄的瓣孔进入压力骤减的主肺动脉,产生喷射性血流,形成狭窄后扩张的肺动脉干。因此,PS 在肺动脉瓣区具有特征性喷射性收缩期杂音伴震颤,而肺动脉第二心音却是减弱的;X 射线肺血管纤细或肺血管大致正常,但常有心影增大,肺动脉段凸出。

右心室与肺动脉间的收缩期压力阶差大小可评判 PS 的严重程度,即收缩期压力阶差<50 mmHg 为轻度狭窄,50～80 mmHg 为中度狭窄,>80 mmHg 为重度狭窄。

重度 PS 新生儿、婴幼儿合并紫绀或心力衰竭者,需急诊手术。PS 伴肺动脉瓣环发育不良或存在明显继发性漏斗部肥厚肌肉者,则必须手术矫治。而经皮球囊肺动脉瓣成形术(PBPV)是单纯 PS 首选治疗方法。

临床警示!

重度 PS 新生儿一旦出现严重紫绀症状,意味着严重的低氧血症,将很快合并代谢性酸中毒,迅速出现充血性心力衰竭,甚至猝死。这与动脉导管自闭有关,需要迅速使用前列腺素 E(PGE)持续滴注,保持动脉导管开放和一定肺血流量。

六、肺静脉异位引流

肺静脉异位引流(APVD)有完全性和部分性之分。

1. 完全性肺静脉异位引流(TAPVD) 或称完全性肺静脉异位连接,指所有肺静脉异常连接到体循环静脉系统,而不是正常的左心房部位;导致氧合血回流到右心房,然后经房间隔缺损(ASD)或未闭卵圆孔流入左心房,从血流动力学异常上命名为TAPVD。由于肺静脉血流直接进入右心房,间接地部分进入左心房,表现为右心系统(右心房、右心室和肺动脉)扩张,而左心系统(左心房、左心室和主动脉)发育偏小。TAPVD 分为心上型、心内型、心下型和混合型(图 3-3)。

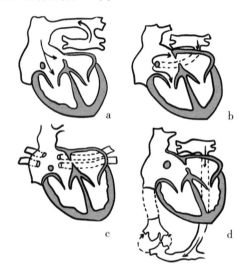

a. 心上型;b、c. 心内型;d. 心下型。

图3-3 完全性肺静脉异位引流

❤重要提示

X 射线平扫可有特征性影像学改变,上纵隔影增宽,心影呈"8"字形或雪人状,这是心上型的典型征象,也是TAPVD 最多见的类型。

2.部分性肺静脉异位引流（PAPVD） 指1条或2条或3条，但不包括所有肺静脉直接或间接的经静脉连接回流至右心房，最常见的是右肺静脉连接右上腔静脉或下腔静脉或开口于右心房等。同TAPVD一样，PAPVD可以作为孤立性病变存在，但更多见于作为合并畸形而被检出，最常合并继发孔或冠状静脉窦型ASD。孤立性PAPVD且房间隔完整者很少出现症状，也常常不易被检出。

💗 **重要提示**

由于TAPVD病情变化严重，容易出现肺动脉高压和充血性心力衰竭，未经治疗者死亡率很高(生后第一年达80%)，一经确诊应尽早或急诊手术。而PAPVD有并发心内畸形、反复肺部感染，或明显左向右分流(心影增大，Qp：Qs≥2.1)才考虑手术。孤立性PAPVD无症状者可以不加干预。

除以上常见先心病外，心血管外科医生和护理人员应知晓可以通过微创或介入方法将新设备和新技术用于部分常见CHD治疗，如封堵器、支架或介入瓣膜等，以前从未被诊断的CHD在妊娠期间可能出现症状，未经治疗的较大左向右分流的CHD可导致不可逆性肺动脉高压。心律失常、心力衰竭是成人CHD巨大隐患，也是导致死亡的主要原因，尤其是在紫绀型CHD中。

（师　桃　邓　超　闫路勤　姚睿琳）

第四章 | 主动脉疾病

　　主动脉疾病是一组严重威胁人类生命健康的重大疾病。随着人口老龄化程度逐渐加深，人们生活方式的改变，以及高血压、动脉硬化和糖尿病等疾病高发，国内主动脉疾病的发病率也快速攀升，这类疾病主要包括主动脉夹层、主动脉瘤等。其中主动脉夹层（AD）致死率极高，现已成为心血管外科急诊救治的主要病种。近20年来，以孙立忠教授领衔的我国心脏大血管外科专业队伍推出了中国方案即孙氏手术，已成为治疗 AD 的标准术式；基本上解决了困扰外科医生的手术及并发症难题，并取得了良好的疗效。在主动脉疾病预防和应急处置上，国内医疗卫生保健工作依然任重道远。

一、主动脉夹层

　　主动脉夹层（AD）是动脉壁内膜发生撕裂形成原发破口，直接暴露血管中层于血流中，在心脏收缩、血流冲击和脉压驱动下，血液通过破口，沿血管纵轴前行剥离内膜，将动脉壁分隔成两层，其内膜与中层之间的夹层腔（假腔）常压迫血管真腔；部分夹层在其远端常扯裂内膜，形成一个或两个以上的继发破口。主动脉夹层原发破口常见于窦管交界上方升主动脉和左锁骨下动脉起始部。

　　根据夹层的部位与范围，临床上 AD 常使用 DeBakey 分类（Ⅰ、Ⅱ、Ⅲ型）和 Stanford 分类（A、B型），见表 4-1。根据夹层发生时间长短有急性

(2周以内)和慢性(1个月以上)之分。Stanford B型(即 DeBakey Ⅲ 型)AD 有时逆行向近心端剥离，继而进展为 A 型。急性主动脉夹层(AAD)的诊断要点见知识栏4.1。

表4-1　主动脉夹层分类

Stanford	A		B
DeBakey	Ⅰ	Ⅱ	Ⅲ
说明	始于升主动脉、延及腹主动脉	仅限于升主动脉	始于降主动脉近端、延及胸腹主动脉

■■■■■■
知识栏4.1
急性主动脉夹层(AAD)的诊断要点

(1)突发性胸前、胸背部撕裂样剧痛(常向腰腹部甚至大腿内侧放射移动)。

(2)既往有高血压病史、动脉硬化、马方(Marfan)综合征。

(3)心脏并发症：心脏压塞、积液、主动脉瓣关闭不全，右冠状动脉缺血。

(4)内脏缺血症状：意识障碍、肢体血压不对称、下肢脉搏动不一致。

(5)影像所见：纵隔阴影增大、心脏超声可发现升主动脉内膜片、CTA 提示内膜撕裂。

AD 可引起分支血管血流障碍而导致脏器缺血、缺氧：①右冠状动脉——心肌梗死；②无名动脉、颈总动脉——意识障碍、脑梗死；③肋间动脉——偏瘫或双侧麻痹；④腹腔、内脏动脉——肠管坏死等;⑤下肢动脉、髂总动脉——急性闭塞。而夹层发生外膜爆裂,在心包腔内升主动脉上则发生心脏压塞、心搏骤停;如在胸降主动脉上则出现失血性休克、胸腔积液和呼吸困难等;如在腹主动脉上则会引发巨大腹膜后血肿,造成休克征象。因此一旦确诊 A 型或伴有并发症 B 型 AD,应果断地采取外科手术救治或外科与腔内介入联合治疗。

> 🛏 **临床警示!**
>
> AD 自然预后很差,尤其 A 型夹层病死率很高,急性发作后每小时增加 1% ,48 h 内近 50% ,1~3 个月高达 90% 以上。AD 危及生命的并发症包括主动脉破裂、心脏压塞和重要脏器缺血等。

二、主动脉瘤

主动脉瘤是指局限性或弥漫性主动脉扩张,其管径超过正常主动脉 50% 以上;根据主动脉壁各层是否完整,大致分为真性动脉瘤、假性动脉瘤和夹层动脉瘤,夹层动脉瘤常常是慢性者。

1. 真性动脉瘤 瘤壁尚保留动脉内膜、中层和外膜完整结构,局部向外形成膨大,多见于胸升主动脉和胸降主动脉。非特异性退行性变、动脉粥样硬化、中层囊性坏死和感染是真性动脉瘤常见病因。

主动脉瘤自然预后差,一旦出现症状,平均生存期为 6 个月至 1 年。根据流体力学 Laplace 定律,$T=p \cdot r$(T 为张力,p 为血压,r 为半径),瘤壁承受张力与血压和管径半径成正比。因此直径大于 5 cm 者,无论有无症状,应尽早手术。

2. 假性动脉瘤 由于各种因素引起动脉壁结构破坏,内膜与中层破裂出血,形成血肿,血凝块机化后与外膜形成外层"瘤壁",已失去正常动脉 3 层结构。创伤、钝挫伤是其主要原因。

3.夹层动脉瘤 夹层发生后受累及的主动脉进行性瘤样扩张，因此在慢性夹层(>28 d)中较为常见。胸腹主动脉瘤 Crawford 分类见知识栏4.2。

📷 **知识栏4.2**

胸腹主动脉瘤 Crawford 分类

Ⅰ型:瘤体从锁骨下动脉到肾动脉之上。

Ⅱ型:瘤体从锁骨下动脉到髂总动脉之上。

Ⅲ型:瘤体从胸降主动脉下部到髂总动脉之上。

Ⅳ型:瘤体从膈下腹主动脉下部到髂总动脉之上。

Ⅴ型:瘤体从胸降主动脉下部到肾动脉之上。

三、其他主动脉疾病

1.升主动脉扩张或升主动脉瘤 较正常升主动脉明显增宽，常与高血压、主动脉瓣二瓣化畸形、主动脉瓣狭窄和(或)主动脉瓣关闭不全相关。

2.马方综合征 又名蜘蛛指(趾)综合征，是一种常染色体显性遗传性结缔组织病，具有鲜明的家族史;主要累及中胚叶起源的骨骼、心血管和结缔组织。多数人表现为骨骼异常;心脏主动脉瓣和二尖瓣环扩大、关闭不全，主动脉中层弹力纤维发育不全，中层囊样坏死而引起主动脉瘤样扩张;眼有晶状体半脱位、视网膜脱离等。典型马方综合征表现为"骨骼-心-眼"三联征。

3.主动脉缩窄(CoA) 主要指先天性主动脉缩窄，常位于主动脉弓降部，为先心病的一种，多伴有动脉导管未闭，有成人型与婴儿型之分。

（闫　炀　雷军荣　李艳婷　牛佳乐）

第五章 心房颤动

心房颤动(简称房颤,AF)是临床最常见的持续性快速心律失常,并与许多心血管疾病伴存,但实际上 AF 已成为一种危害人类健康的流行病。其发生率随年龄增大而增加。AF 最严重并发症是血栓形成和由此导致的脑卒中栓塞事件。发生 AF 时心房收缩功能丧失,与房室不同步运动引起血流动力学损害、充血性心力衰竭(CHF)急性发作,这些也都给社会造成更大的公共卫生负担。

一、房颤的发病原因与流行病学

AF 发病机制不清,可能各自不同且具有多样性,电生理特征是左右心房存在局灶的或多个折返或自主神经激动,是心房无序电生理活动和去极化紊乱的后果。AF 多见于已有原发性心血管疾病如风湿性心脏病、高血压性心脏病、冠心病、心肌病、缩窄性心包炎和慢性肺源性心脏病,甚至是成人先心病等患者;某些心脏外疾病如甲状腺功能亢进、肺动脉栓塞可诱发 AF;情绪激动、大量饮酒等也可成为 AF 发作的诱因。还有部分 AF 的发生原因不明。

房颤是所有心律失常中最常见的一种。欧盟 AF 患者近 450 万,美国约 200 万;在 60 岁以上人群中 AF 发生率约为 4%,80 岁以上人群中近 9%。我国曾有学者进行流行病学研究,AF 发生率为 0.77%;50 ~ 59 岁人群中患病率为 0.5%,而 >80 岁组上升到 7.5%;我国人群总体患病率在 0.7% 左右。

AF 常伴存瓣膜病、冠心病和高血压等,也可发生于心血管疾病术后。60 岁以后 AF 发生率明显增多,平均每增加 1 年,年发病率翻倍。

二、房颤的分类、症状与诊断

临床上按房颤发作的时间和特点分类与定义,见表 5-1。

表 5-1 AF 的分类与定义

类型	持续时间	特点与结果
阵发性 AF	≤7 d,一般≤2 d	多为自限性
持续性 AF	>7 d	药物治疗效果差,常需要电复律才能转变
永久性 AF	>1 年	不能终止或多次复发,只能介入或手术治疗

房颤患者的症状既与发作持续的时间长短有关,也与发作时的心室率、伴随疾病、心功能状态以及患者感知的敏感性等各个因素有关。心悸、头晕、胸闷、乏力为常见症状;部分患者可出现黑矇、晕厥等,但也有无任何症状。因此个体差异较大。

根据患者主诉的症状、体格检查和 ECG、UCG 等检查,较易确诊。心电图是诊断 AF 的刚性指标,具有特征性变化,见图 5-1 和知识栏 5.1 特征描述。

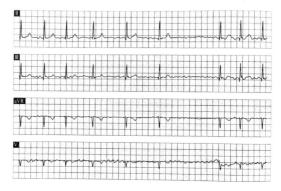

图 5-1　房颤心电图示例

知识栏 5.1

房颤心电图的特征

1.心律绝对不齐,波形之间毫无规律,间期也完全不规整。

2.P 波消失,代之以快速、大小不一、形态各异的房颤波(f 波),350～600 次/min 永久性 AF。

3.RR 间期不规则,QRS 形态尚正常,但室率过快时发生室内差异性传导,QRS 波可增宽变形。

持续性或永久性 AF 除了房颤自身引发的症状外,主要在于存在较多的体循环栓塞的发病率,特别是风湿性心脏病合并 AF 时,脑血管栓塞的发生率更高。AF 时心房丧失收缩功能,血液易在心房内淤滞,尤其是巨大左心房时,常在左心耳内形成血栓,栓子脱落后随血流流至全身各处,导致各个器官栓塞。

AF 患者与非 AF 患者比较,脑栓塞发生率增加5倍,其导致的病死率增加 2 倍,致残率则更高。另外许多老年人卒中源自于 AF,而 AF 是发生缺血性卒中的独立危险因素。

三、房颤的风险评分及危害性

欧洲心脏病学会(ESC)联合欧洲心胸外科协会(EACTS)共同颁布的《2020 ESC/EACTS 心房颤动诊断及管理指南》指出,AF 的主要危害之一就是增加缺血性卒中及体循环动脉栓塞的风险。正基于此,预防卒中是 AF 治疗的重点,包括抗凝治疗在内的一切治疗手段。

伴随原发性心脏病的 AF 患者主要以治疗原发病为主,并兼容性处理 AF,以及针对 AF 进行预防性抗凝治疗;治疗之前需做卒中风险和出血风险两项评估。

目前国内外对房颤患者进行卒中风险评估都提倡使用流行的 ESC 2010 指南提出的 CHA2DS2-VASc 评分法,指南对其中的每一项评分都做出了详细说明(表 5-2)。

表 5-2 非瓣膜性心脏病 AF 患者脑卒中
CHA2DS2-VASc 评分法

危险因素	说明	分数
C-充血性心力衰竭/左室功能障碍	无论 LVEF 是否降低,近期失代偿心力衰竭	1
H-高血压	包括还在接受治疗在内	1
A-实际年龄≥75 岁	从 65 岁开始卒中风险呈倍数增加	2

危险因素	说明	分数
D-糖尿病	重要危险因子,病程越长栓塞风险越高	1
S-脑卒中	既往史,短暂性脑缺血发作(TIA)或系统性栓塞、颅内出血	2
V-血管疾病	包括心肌梗死(MI)、外周动脉疾病、主动脉斑块等	1
A-年龄 65~74 岁	年龄≥65,但<75 岁	1
Sc-性别(女性)	卒中风险的修正因素	1
最大积分		9

💓 **重要提示**

CHA2DS2-VASc 积分≥2 者为强抗凝指征,即 AF 者无禁忌证时,需口服抗凝药物(OAC);积分为 1 者倾向于抗凝治疗;积分为 0 者不需要抗凝治疗。

抗凝治疗前对抗凝出血风险评估是必要的。新的 ESC 指南推荐的 HAS-BLED 出血风险评分(表 5-3)简单、快速和实用。积分≥3 时提示出血"高危",无论接受华法林还是其他药物如阿司匹林,均应谨慎。

表 5-3　HAS-BLED 出血风险评分

危险因素	分值
H-高血压	1
A-肝肾功能异常	1 或 2
S-脑卒中	1
B-出血	1
L-INR 不稳定	1

续表 5-3

危险因素	分值
E-年龄≥65 岁	1
D-药物或嗜酒	1 或 2
最大积分	9

♥ 重要提示

AF 强调抗凝治疗以降低卒中危险的同时,须进行出血风险评估,避免出血事件造成的不良预后。

(师　桃　张静漪　王飞扬)

第六章 | 门诊、入院检查

对已知或疑有心血管疾病的患者,需要在门诊或入院诊查,判定是否为心血管疾病,以及确定其类型和严重程度,并指导其治疗策略。现代医学采用无创性诊查即能对大多数患者做出正确诊断,但部分患者仍需借助有创性检查以准确掌握其信息。虽然说诊断性工作落实于医生,但心血管外科护士了解这些内容也很有必要。

一、病史采集和体格检查

病史采集和体格检查是评估任何已知或可疑心血管疾病患者的最基本方法。心血管疾病的主要症状包括心慌(心悸)、气短、呼吸困难、水肿、咳嗽、咯血、乏力和胸痛(胸部不适)等。追溯和询问病史是判断其症状是否为心血管疾病所致的最简单和最有价值的手段;譬如胸痛,原因较多,有源自于心脏大血管,也可起自于肺、胸壁和腹部疾患。因此,了解病史十分重要。

通过检查患者有无缺氧表现(如紫绀)、呼吸变化(如急促)、生长发育及营养状况、有无特征性外观(如面容、四肢异常),心脏专科检查如听诊心脏收缩期杂音特性和强度(表6-1)大致了解心血管疾病的性质、结构异常与心功能状态(表6-2),以及严重程度,以获取第一手患者临床资料。

表6-1　心脏收缩期杂音分级

分级	表现
I级	很轻微或能听到
II级	较明显,但不传导,无震颤
III级	响亮,可传导至周围,伴震颤
IV级	很响亮,传导广泛,离开胸壁可闻及

表6-2　纽约心脏病协会(NYHA)心功能分级

分级	表现
I级	体力活动不受限制,一般体力活动不至于引起心慌、气促或过度乏力
II级	体力活动轻度受限,日常活动量可导致心慌、气促、乏力,休息后缓解
III级	体力活动明显受限,即使是低于日常活动量时也可引起症状,休息后无不适
IV级	任何活动均加重不适,休息时仍有症状

💗 重要提示

　　心脏杂音常是患者的就诊原因,也是先心病和瓣膜病的重要体征。在瓣膜病和许多先心病中,心前听诊区均具有与其病变或畸形相对应的特征性杂音,如收缩期喷射性杂音、吹风样杂音、舒张期叹息样或隆隆样杂音、连续性机器样杂音等。通常,舒张期杂音均提示器质性病变。

二、X射线平片

　　普通X射线平片是必须的最常规的肺部和心脏检查方法。胸片可观察胸膜腔与肺部病变,心脏大血管位置、轮廓和大小,心包与纵隔影像,以及心肺病变相互关联导致的肺部血流循环变化等。但对大多数心血管疾病而言,X 射线胸片仅限于提示性诊断,不能了解心腔内部结构和做出定性或病理性诊断。

三、心电图

心脏基本的电-机械活动相互偶联共同完成其泵功能。心电图(ECG)是针对心脏生物电活动在人体体表形成的电位差,通过仪器间接记录心脏的电活动;其每一个波形反映心脏电场在体表电位的变化,是一项无创性检查手段。

💓 **重要提示**

ECG 仅仅是心脏的电学检查,不能区分心脏疾病的性质与功能状态;其正常并不说明心脏无疾患,而某些异常又不能视为心脏疾病的诊断依据。

心电图运动试验主要用于冠心病诊断、冠状动脉病病变严重程度及预后、疗效和心功能评估等。其主要评估指标:ST 段变化、运动中血压下降和严重室性心律失常。同样,运动试验阳性不等于冠心病或提示心肌缺血或冠状动脉病变(狭窄>70%);阴性者不除外冠心病。

四、超声心动图

超声心动图(UCG)是利用超声的物理特性检测心血管系统结构和功能的一种临床上首选的无创性诊查方法。常规 UCG 即经胸超声心动图(TTE)包括二维、M 型和多普勒超声心动图。另外,新项目包括三维、经食管超声心动图(TEE)和血管内超声(IVUS)等。

UCG 是先心病、瓣膜病及升主动脉或主动脉弓病变最主要的诊断工具,具有无创、翔实和精准性,易于重复和随访检查,并且已广泛用于心功能检测和血流动力学评估等术前综合性检查,并大部分地取代心导管及造影检查。

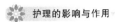 护理的影响与作用

　　负荷超声心动图需要患者配合,以甄别冠心病或心肌梗死评估;经食管超声心动图术前检查需将探头置入食管近心脏水平位置,以掌握准确信息。虽有些难受,但均属心脏的无创性检查。

五、核素心肌灌注显像

　　放射性核素心肌灌注显像在冠心病诊断、病变范围和程度评估、心肌活力估测以及心肌病鉴别诊断方面得到国际认可。

六、多层螺旋计算机体层血管成像与磁共振成像

　　多层螺旋计算机体层血管成像(CTA)适用于冠心病诊断、PCI 和 CABG 术后评价,以及大血管病的诊断等。CTA 是肺血管病变(如血栓栓塞)、各种主动脉病变(如夹层)、动脉瘤和心包病变诊断的"金标准"。CTA 与负荷心电图、负荷超声和心肌灌注成像 3 种常见功能检查在临床结果上没有差异性。
　　磁共振成像(MRI)主要用于心力衰竭、心肌缺血及心肌梗死,以提供重要的诊断或鉴别诊断信息。

七、心导管术和心脏造影

　　心导管术仍然是冠状动脉及其病变评估的金标准检查方法,也是不少重症及复杂性先心病重要的诊断手段。另外,心导管检查期间进行生理、解剖检测及选择性血管或心室造影,为介入性治疗及外科手术提供精准资料。除诊断性导管检查外,作为

介入治疗的心导管术取得长足进展。在本章节中
将不再陈述。

 临床警示!

　　大多数中老年患者在心脏外科手术和介入治疗之
前,心导管术是不可或缺的检查项目。但在某些情况下
却是例外,如部分主动脉夹层、感染性心内膜炎伴赘生物
和心腔血栓形成且活动者。因为在这些情况下进行心导
管检查存在高度风险。

　　1.右心导管检查　将球囊漂浮导管通过某根大
静脉送入右心房、右心室和肺动脉,并进行压力和
血氧饱和度监测。正常情况下心腔和血管压力见
表6-3,右心系统静脉血氧饱和度见表6-4。

表6-3　正常情况下心腔和血管内压力　单位:mmHg

部位	收缩压(平均)/舒张压(平均)	平均压
右心房	[4~6(5)]/[-2~2(1)]	2~4
右心室	[15~30(25)]/[2~5]	
肺动脉	[15~30(25)]/[5~10]	10~20
肺小动脉 嵌入位		5~12
左心房		5~12
左心室	(90~130)/(5~10)	70~95
主动脉	(90~130)/(60~90)	

表6-4　正常状态下右心系统静脉血氧饱和度　单位:%

项目	下腔静脉	上腔静脉	右心房	右心室	肺动脉
正常范围	67~87	77~89	74~86	71~87	73~83
平均值	77	83	80	79	78

肺动脉血管正常状态下,肺小动脉嵌入压接近或代表左心房压力;其平均压>12 mmHg 即提示可能左心功能不全、二尖瓣病变、左室舒张充盈受阻或肺静脉回流受阻/异位等。导管在右心房或右心室取血样做血氧饱和度测定,有助于判断心房或心室水平有无分流存在。

导管通过对心腔及血管内压力测试,不仅可掌握心血管疾病血流动力学资料,而且还可作为导管到达心腔和血管定位的重要标志。

信息速览

导管经过三尖瓣、肺动脉瓣时,通过跨瓣压差进行评估,压差越大,提示狭窄越重。当导管置入肺动脉内可测定肺动脉压,嵌入肺小动脉时可实施扩张试验,对左向右分流先心病合并严重肺动脉高压患者还能否进行手术有指导意义。

2. 左心导管检查　通常经股动脉或桡动脉将导管送入左心系统,选择性注入造影剂到冠状动脉、左心室或主动脉,可直观地分别显现冠状动脉病变的部位和程度,左心室结构、室壁运动功能、有无心肌梗死所致的室壁瘤和二尖瓣反流等,升主动脉宽度、有无扩张或窦瘤及瓣膜畸形或反流等。通过左心导管检查,可为临床医生提供确切的诊断依据,并制定最佳的治疗方案。

重要提示

临床上冠心病已诊断明确者,在拟行冠状动脉介入治疗或旁路移植时,必须先行左心导管术+造影术,确定病变部位、评估狭窄程度等。难以确诊、胸痛症状不典型、原因不明的心电图异常、心脏扩大、室性心动过速以及心脏停搏复苏成功者,也应该进行此检查。

心导管术是有创性检查技术，局部出血与血肿是最常见的并发症。检查后，护士应密切观察导管置入部位出血情况。经桡动脉入路者，应避免在患侧手臂静脉输液与测量血压。经股动脉路径者须平卧位、下肢制动数小时，局部压迫、包扎，并经常检查该部位有无出血或血肿，监测患侧肢体脉搏、温度和感觉。

临床警示!

腹膜后出血是一种危及生命的并发症，常隐匿不易被发现。当患者出现症状如腰痛、腹痛、低血压、心动过速和烦躁时，多数在术后数小时。如果怀疑有出血，应做血常规、超声等检查。一旦确诊，需要及时干预控制出血。

另外，护理的影响和作用还体现在全面观察患者的术后反应，譬如造影剂对某些患者会引发过敏反应，协助其有限度地床上活动；督促他们适度地多饮水，以利于排出造影剂等。

（师 桃 邓 超 王 娟 刘 丹）

第七章 | 心血管外科手术前准备

同其他手术一样,心血管外科手术前需要做好患者术前准备工作。心血管外科手术的性质与紧迫性决定其术前准备时间。应该是,也确切的是术前准备越充分,患者术后并发症越少,恢复也越快。因此,在任何情况下,护理人员应该尽一切可能配合好医生,为患者尽量做好术前事宜,达到早日康复的目的。

心血管手术有择期、急诊和亚急诊(限期)手术之分。择期手术拥有充分的术前准备时间,同时可选择最适宜、最有利的时机进行手术。急诊手术则病情急迫,需在最短时间内手术,否则随时有生命危险。亚急诊手术原则上是仅在有限时间内进行术前准备并有高度手术适应证重症患者的手术。

一、患者入院前的信息与住院时情况

通过收集病史,询问有关慢性疾病状况、生活方式、工作性质与人际社会问题及关系,全面掌握第一手患者资料,对于判定哪些患者具有更高的并发症风险十分重要。掌握术前基本的体格检查状况,对于术后并发症的出现可作为一个平台参照。

长期吸烟、高血压、糖尿病等病史,尤其控制不力者是术后并发症和死亡率增高的因素;其他如慢性阻塞性肺疾病(COPD)、肾功能不全、心功能不全(左心室射血分数低下)和高龄患者均是增加术后不良事件的重要因素。

对于拟行 CABG 的患者,护士测量血压时可以有意识地进行双上肢交替测量,如果存在显著性差异或不相称,预示着上肢动脉狭窄可能,应告知外科医生并确诊。因为胸廓内动脉(或称乳内动脉)是最常用的移植血管材料,如果锁骨下动脉起始段狭窄,意味着此侧乳内动脉不可使用。

实验室检测项目异常或阳性指标/数据,是提供患者有关风险的重要信息。医护人员在术前应予知晓,并给予积极治疗,如抗感染、纠正电解质和酸碱平衡紊乱等。对很快要施行手术的患者,应当进行术前 12 导联心电图检查,必要时心脏超声复查。颈动脉狭窄高危患者也应在术前进行颈动脉超声检查。

接受急诊或紧急手术患者术后并发症的风险更高,这既与病情危重相关,也与术前准备仓促有关。

如果发现严重颈动脉狭窄,应在术前进行颈动脉内膜剥脱术(CEA)或支架介入术;或在心脏手术同期施行 CEA。

既往有短暂性脑缺血发作(TIA)或卒中史,心脏术中和术后面临很高的再次卒中风险。

颈动脉狭窄高危人群与因素包括:年龄>65 岁、既往卒中史、高血压、吸烟和糖尿病病史,以及存在周围血管疾病、升主动脉硬化或钙化者。

二、针对患者及家庭成员的宣教

术前教育及其内容应当涵盖患者所能涉及的各个方面与任何事项,譬如环境变迁,使用的设备、物件和监护仪器等。即使条件不允许(时间仓促和无实际体验),医生或护理人员也应告知患者及家属术后病房与术前病房是不一样的全新环境[如手术室、重症监护病房(ICU)]。

对于患者而言,从手术麻醉中醒来时,知道自己将是什么样的情形、处于什么样的环境中、又有什么样的医护人员陪伴在跟前,这是对患者莫大的心理安慰与支持。如此做好宣教,可以很大限度上减少患者的焦虑情绪。如果时间充裕和可行的话,可以引领患者和家属现场参观 ICU 和重症室,或者通过视频了解其他病友的现况。另外,要跟患者和家属交代大致在 ICU 停留多久、需要怎样配合治疗、能做什么等。

心血管手术后,患者从头到脚携带或安置各种管道和导线,几乎"全副武装",这些都是治疗、监测和预防必要的设置与手段,是为患者提供最大和有效的安全保障。术前教育应当让患者和家属了解它们的作用与必要性,要逐一说明和如何管理这些管与线;并使患者充分相信它们也不是那么轻而易举地滑脱或离开身体,给自己制造危险,除非使用暴力或蛮力,有意或无意地拔除它们。这些说教是十分重要的,一是可缓解患者紧张、恐惧压力,二是有助于患者在床上适度活动。护士应当熟悉本部门的常态化做法，准确地为患者提供信息，并应对自如地回答相关问题。

术前指导患者进行呼吸功能锻炼是一项利于术后康复的重要举措。深呼吸、咳嗽、戒烟和抗感染治疗均是术前宣教的基本要求与内容。伤口不适、疼痛会影响患者床上活动和深呼吸动作，需要适度地给予镇痛。胸部正中切口手术患者上肢不宜过度用力，避免如推拉、扩伸、提拽和旋扭动作，以利于胸骨早期愈合。所以，患者平卧位起坐时，需要护士或陪护者帮扶其后背而坐起。

三、术前内科药物治疗

不少患者在进入手术室之前，仍需内科药物治疗。患者应该清楚术前药物治疗的作用和目的。一般地，可以继续已经使用的强心利尿剂。就冠心病患者而言，硝酸酯类、他汀类和 β 受体阻滞剂可以不用停服，一直使用至手术当日，除非存在严重心力衰竭或低血压；而双抗治疗需在术前中止，阿司匹林、氯吡格雷(波立维)或替格瑞洛(信林达)至少停服 5 d,普拉格雷至少停用 7 d。急性冠脉综合征(ACS)患者手术当天继续服用阿司匹林。糖尿病患者无须停用口服降血糖药或注射长效胰岛素,尤其是 1 型糖尿病患者术中仍需泵入胰岛素。

❤ **重要提示**

双抗治疗是抗血小板药物联合使用,择期手术者需停服 5 ~ 7 d。否则,手术中创面广泛渗血,造成止血困难。

❀ **护理的影响与作用**

护士首先应了解常用药物的效用和使用的原因,在指导患者所服用药物中发挥重要作用,也能发现一些配伍不宜或禁忌的联合用药,或产生有误的医嘱,并提出疑义与告示。

针对感染性心内膜炎(IE)患者,应依据病原菌及其药敏试验结果合理选用抗生素及剂量,使用足够疗程后进行手术;但在病情恶化时可能需要亚急诊或急诊手术。IE 疑似病例、致病菌不明者多选用青霉素、万古霉素加第三代头孢菌素。术后继续正规联合使用敏感、大剂量抗生素(血培养转阴后还至少使用 4 周)。

四、皮肤清洁及其预防感染措施

心血管疾病患者手术属于无菌 I 类手术。由于不少患者伴有慢性心功能不全,造成长期营养不良状态、免疫力低下等,而且久病后皮肤卫生状况较差。因此,术前清洁手术区域皮肤和口腔、体毛修剪等是十分重要的。

体毛修剪应从颈部颌下到腹股沟区,甚至有时延伸到腋下、小腿和前臂(获取移植血管材料区域),应当由主管护士帮助完成,避免割、划伤皮肤,否则有增加感染的风险。手术前一天应要求患者使用洗必泰抗菌肥皂洗浴,特别是手术切口部位;也可以先淋浴,后使用洗必泰湿巾擦拭皮肤(不用冲洗)。对于无法淋浴、冲洗的或卧床的患者,应由护士协助进行洗必泰抗菌液擦拭数遍,达到清洁皮肤的作用。

♥ 重要提示

剔除体毛包括胡须、胸毛、腋毛、腿毛和阴毛等,不但有利于清洁和无菌,而且还有益于术中与术后管道操作与固定。并且不至于造成患者痛苦或不适,因为留置尿管与气管插管是围手术期必须进行的操作。

同样,术前口、鼻腔清洁是必要的。常用洗必泰抗菌漱口水,可很大程度上减少口腔中细菌数量,降低呼吸相关性肺炎的发生率。条件许可时可对鼻腔分泌物先行细菌培养,并在术前使用敏感性抗菌类软膏涂抹,以降低因鼻腔携带菌引起的院内感染率。术前 1 h 内静脉注入广谱抗生素,术后 24 ~ 48 h 间隔追加使用以进一步预防感染。

❀ 护理的影响与作用

胸部正中切口如发生感染,直接累及胸骨愈合;不仅增添患者痛苦、延长病程,而且死亡风险性较高。胸骨感染处理十分棘手,常常需要二次手术。护士在预防感染并发症上能给予正确指导和有效处理。

五、急危重症患者的 ICU 管理

许多急危重患者入院时经常是首先进入重症室或 ICU,并在那里接受临时抢救性治疗、护理和进行手术前准备。这些患者可能为心源性休克、心功能很差、肾功能不全或急性夹层患者等,术前还可能需要紧急气管插管等或放置主动脉内球囊反搏(IABP),或建立有创的动、静脉治疗和监测通路。即使如此,ICU 医生和护士也要趁机积极和有序地做好手术涉及的主要事项,并在有限的时间内向患者及家属交代清楚重点内容,完成重要操作。

(王　娟　杨小红　王　媛　刘　丹)

第八章 | 体外循环

心血管外科医生和护士了解体外循环技术是必须的。体外循环(CPB)是心血管外科的基本要素与条件,虽然部分心血管手术可以在无体外循环下完成,然而绝大多数仍需要在体外循环下才能施行。如今体外循环技术与设施日趋完善,但接受心脏手术的患者依然面临体外循环转流过程中许多潜在的并发症。只有认识清楚和操作规范到位,加强预防,才能尽可能地减少这些并发症,帮助患者顺利度过围手术期。

一、血液循环系统

大家知道,机体的体循环与肺循环即大小循环串为一体,构建成有序的血液循环系统。在正常生理状态下,体循环始于左心室,动脉血从左心室搏出后,流经主动脉及其派生的若干动脉分支,将血液送入相应的器官;小动脉多次分支变为细小动脉,最终到达毛细血管,在此处通过细胞间液与组织细胞进行物质交换,即血液中氧气和营养物质被组织吸收,而组织中的二氧化碳与其他代谢产物融入血液中,将动脉血变为静脉血;静脉血通过细小静脉以及逐渐变粗变少的大静脉,直到最后所有静脉汇集到上、下腔静脉,血液由此回到右心房和右心室,从而完成体循环过程。

肺循环自静脉血回流至右心系统并由右心室搏出,经肺动脉到肺泡周围的毛细血管网,在此排出二氧化碳和吸纳氧气,将静脉血转为动脉血;然后,将完成氧合过程的动脉血(血红蛋白含氧量高)经肺静脉汇入左心系统,通过左心室泵入主动脉,供给全身各脏器组织。如此,血液通过体循环和肺循环不断地周转,实现血液循环的重要任务。

知识栏8.1
血液循环的路径与"站点"

1. 体循环:左心房、左心室→主动脉→全身小动脉,细小动脉→ 全身毛细血管 →全身细小静脉、小静脉→上、下腔静脉→右心房(方框为交换部位)。

2. 肺循环:右心房、右心室→肺动脉→肺小动脉,细小动脉→ 肺泡周围毛细血管 →肺细小静脉、小静脉→肺静脉→左心房(方框为交换部位)。

二、体外循环及其技术

体外循环,顾名思义就是在人体外建立一套类似于体、肺循环的循环往复回路,达到完成血液循环系统的目的,即实现二氧化碳排放、氧吸收、营养物质和氧输送,以及组织灌注与代谢产物释出。如果进一步阐述体外循环,实质上是临时性建立心肺旁路,以允许外科医生在心脏直视手术期间,通过建立旁路替代自身心肺的灌注,在相对无血的视野下进行手术操作,同时又保证其他生命脏器获得最基本的灌注。

体外循环的目的和作用

大致有三:提供输出量合适的血液灌注脏器和组织,保证良好氧供和去除二氧化碳,以及满足脏器、组织代谢需求和纠正代谢紊乱。

因此,建立体外循环就需要使用人工管道将上、下腔(或右心房)静脉血引流到体外,经过氧合器(人工肺)氧合成为动脉血,再通过转子泵或离心泵(人工心)泵入主动脉或分支血管上的动脉插管内,建立一整套与自身肺循环系统并联存在的人工体外循环回路,如图8-1所示。

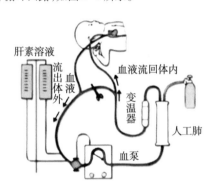

图8-1 体外循环回路示意

体外循环系统除了上述各个插管、人工肺、人工心和连接管道外,还需有确切有效的变温装置、储血容器、血液回收、心肌灌注与血液超滤等配套装置。虽然其各个管道、装置和配件等均由较好的生物相容性或肝素涂层材料制成,但终究属于体外异物,或多或少地将触发人体全身性炎症反应,引起凝血功能异常以及其他问题。而且,体外循环仍然是一种非生理状态下的替代技术,管道和装置回路预充、血液稀释、电解质和胶体渗透压改变,以及低温和非搏动性血流模式等方面,对人体所有系统的每个器官和组织,甚至每个细胞都会产生非生理性变化与影响。

知识栏8.3

体外循环或心肺转流术

体外循环又称心肺转流,具体步骤和程序:建立体外循环回路,管路预充(稀释),全身肝素化抗凝排气,转流(灌注)降温,应用心肌保护液、心脏停搏或不停跳(温血心脏灌注),肺旷置(中断肺血流),进行心内操作等。

体外循环只是人为控制与低血压状态下的心肺转流,其流量远不能满足正常机体需求;由于麻醉和转流中采用了降温、心肌保护等降低机体代谢率的措施,才使人工循环满足最基本的生命需求。体外循环对人体的主要不良反应见表8-1。

表8-1 体外循环不良反应

重要系统与脏器	不良结果
神经系统	脑栓塞、脑出血、暂时性脑功能异常等
血液系统	肝素相关的凝血异常,血小板数量下降、功能降低,血细胞比容降低等
补体系统	过敏毒素 C3a 等生成,氧自由基和花生四烯酸代谢产物释放等
内分泌系统	儿茶酚胺释放,血管增压等升高,T_3、TSH 下降,胰岛素反应降低等
肺	肺不张、肺表面活性物质减少、肺间质水分增加、肺水肿、白细胞聚集等
肾	肾小球滤过率下降、肾功能不全、肾衰竭等
肝	酶升高、黄疸等

三、体外循环管理

体外循环由灌注师专人管控,灌注师与麻醉师、外科医生协同配合。一旦转流开始,灌注师便接管了部分麻醉师工作。此时,气道开放,呼吸机通气终止,肺塌陷,血液氧合由体外循环完成。转流期间,须保持患者充分抗凝状态。需要心脏停跳下手术时,通过冠状动脉和(或)冠状静脉窦注入冷含钾心脏停搏液,使心脏迅速停搏(前者称顺行灌注,后者为逆行灌注),心包腔局部冰屑(水)降温。手术每 20～30 min 可重复灌注一次,确保心脏静止不动。体外循环与自身循环并行转流时,常在冠状动脉旁路移植等手术中应用,此时大血管未加阻断、心脏不停搏,意味着常温体外循环或温度稍低于正常,此技术有利于术后心功能较快恢复,避免因心脏停搏后复苏出现再灌注损伤。另外,冠状动脉或冠状静脉窦直接持续温血灌注保持心脏跳动下手术,也是同样道理。

临床警示!

根据体重使用足量的肝素全身抗凝,一般肝素剂量为 300 U/kg,测定活化凝血时间(ACT)以确定抗凝状态。通常 ACT 在 400 s 以上才可以启动心肺转流,<180 s 很危险,>600 s 又无必要。

信息速览

心脏停跳、肺塌陷,便于无血环境和心内操作;同时心脏停搏液维持心脏静息状态,大大降低心肌代谢和氧需求,减少心肌缺血损伤。

转流期间维持血压在相对稳定状态,以有效灌注大脑、肾脏和其他器官至关重要。术前如存在肾功能不全、颈动脉病变者,适当提高灌注压力。所以在整个手术中,灌注师与麻醉师自始至终需要相互密切配合。CPB 引起凝血功能改变和全身炎症反应是必然的,尽管医用管道、耗材生物相容性方面取得进展,但血液与这些异物界面接触,血小板、补体系统必受到影响;转流时间越长,影响和干扰越大,术后出血和脏器损伤风险越高。所以说,体外循环是一把双刃剑。

四、体外循环撤离(脱机)前后处理

体外循环转流过程是在一个密闭的系统中进行,心脏复苏之前需要清除心腔内残存的空气,即使在心脏复跳、心脏与主动脉上各个插管拔出前后,都一直不停地驱离和吸引可能藏匿的气泡。已放置的经食管内心脏超声可以很好地显示心腔内残存气体在什么部位与多少,以指导外科医生术中排气,并判断排气效果。

信息速览

气栓与固体微小粒子栓子一样,是造成神经系统等脏器组织栓塞、供血供氧障碍和梗死的重要因素。临床上常观察到双侧瞳孔不对称、不等大,暂时性意识障碍,但经过高流量灌注和治疗一段时间后,又恢复正常状态,可能与气栓的清除不无关系。

手术结束和各个插管拔除之前,需应用硫酸鱼精蛋白中和体内残存的肝素,逆转体外循环中抗凝状态。鱼精蛋白偶发过敏反应,表现为血压下降或低血压、肺动脉压升高和皮肤反应等。对鱼精蛋白有过敏反应者应及时对症治疗。鱼精蛋白输注太快可能引起严重低血压,用量过少则使肝素中和不完全,过量则不利于凝血机制恢复。

　　除非是外科性因素,其他外科亚专业手术后出血很少发生。然而,体外循环下心脏手术后经常发生出血并发症,尤其是复杂心脏血管手术和长时间心肺转流的患者发生率更高;严重者造成血流动力学不稳定,甚至导致死亡。而此番说明绝非是为出现此并发症借以托词,而是希冀初始涉入的医护人员更多关注。

　　术后凝血机制异常除与术中抗凝有关,还与血液稀释、低温、血小板数量下降和功能受损、凝血因子激活和纤溶系统亢进等相关。针对术后出血的多重因素与差异性,因此需要参考实验室检查结果,而更多的是凭借临床经验与仔细观察。在手术室检测 ACT 结果后,并不意味着在 ICU 早期仍维持在正常范围。常常复查 ACT 值升高、引流量增多,这种现象称为肝素反跳。可能与体温逐渐恢复、微循环良好灌注、滞留于组织或第三间隙的残存肝素进入血液循环有关。

对术后患者的监护管理,除密切关注患者病床以上的监护窗口与数据,还要更多和及时地掌握病床之下的引流量和尿量。有时不是以小时而是以分钟或半小时为计量单位,观察单位时间内的出入量。

临床警示!

术后引流量明显增多,除考虑外科活动性出血,应当首先想到肝素反跳现象;复查 ACT,如果延长,则适量地追加鱼精蛋白。

(闫路勤　王京玉　刘　倩　王　茜)

第九章 | 心脏瓣膜手术

　　心脏左右部分各自有一个连接心房与心室的房室瓣(即二尖瓣和三尖瓣),以及各自也有一个连接心室与大动脉的半月瓣(即主动脉瓣和肺动脉瓣),如图9-1所示;4个瓣膜共同协调,维持血液在体内循环向前流动(详见第一章相关内容)。正常状态下,瓣膜开放时无狭窄、无阻挡,血流顺畅通过;瓣膜关闭时对合良好、无回流(或反流)。当一个甚至多个瓣膜功能障碍或狭窄或关闭不全时,便对心脏、机体产生不良后果与严重影响。这些患者通常需要施行瓣膜手术,本章简要介绍外科治疗和介入性治疗。

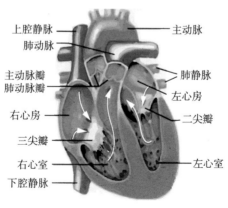

图9-1 心脏内部结构及各个瓣膜

目前,瓣膜外科手术主要有成形与置换两种术式,是真正的心内直视手术。而既往瓣膜交界闭式分离术(具体地多指二尖瓣狭窄)已较少见;近几年来经心尖的二尖瓣和(或)主动脉瓣介入瓣外科植入术已崭露头角。

选择瓣膜成形还是置换取决于瓣膜病变情况、严重程度和类型,以及外科医生的理念、经验与技术等各个方面。国内外的专家共识是,只要可能,最好的手术技术是通过修复自身瓣膜而不是置换,以获得一个更具耐久性和更少并发症的瓣膜,并恢复其功能。

一、二尖瓣狭窄:成形或置换

中、重度二尖瓣狭窄(MS)尤其是严重瓣膜挛缩、钙化者,并累及瓣下结构时,需要使用人工机械瓣或生物瓣置换(图9-2)。如果瓣膜柔顺性尚好,但是瓣叶接合处融合、瘢痕形成,阻碍瓣膜开放;对于此类病例,可沿交界融合线切开成形。

人工机械瓣(双叶)　　人工生物瓣(猪主动脉瓣、牛心包瓣)

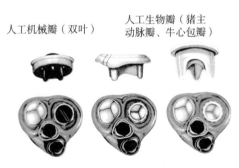

图9-2　人工二尖瓣(机械瓣/生物瓣)示意

二尖瓣直视交界切开成形术较闭式分离术效果可靠,并发症和二次手术发生率少,且再次手术时间大大地延后。MS中不少病例可以选择直视成形。

部分或全部保留瓣下结构的二尖瓣置换较全部切除的传统术式更为可取。严重MS累及瓣叶、瓣下结构和瓣环,且广泛钙化者,手术时颇有难度与风险。"大刀阔斧"地剔除斑块(过多和过度),或清除钙化不净时,都会引起缝合置线困难,是导致左室破裂或术后瓣周漏的原因所在。精细地处理钙化斑块,牢靠地固定人工瓣是手术的关键环节。有时需要做出特别的处理方法,譬如以破碎斑块替代切除方法以尽量保留钙化外组织,重建瓣环和寻求人工瓣新的固定部位等。

严重二尖瓣病变尤其瓣环钙化,手术不当时可引发术后即刻心室破裂或瓣周漏重大并发症,其死亡率极高。

二、二尖瓣关闭不全或反流:成形或置换

严重二尖瓣反流(MR),即使患者无症状或症状轻微,都应尽早手术治疗;急性MR伴血流动力学骤然恶化而内科治疗无效者,需紧急施行二尖瓣成形或置换。慢性MR出现心功能Ⅲ或Ⅳ级时也是手术适应证。对于绝大多数MR患者(约占90%)可以进行成形,且是治疗的首选方法。成形的手术技术虽有多种,但在每种技术实施中,二尖瓣成形环的使用是不可或缺的手段(图9-3)。

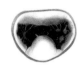

a.二尖瓣关闭不全　　　b.二尖瓣后瓣成形、
　　　　　　　　　　　　　瓣环褥式缝合置线

c.人工瓣环　　　　　　d.人工瓣环缝合、
　　　　　　　　　　　　　固定

图9-3　使用人工瓣环、二尖瓣瓣环成形术示意

　　心脏二尖瓣及其瓣下结构连续完整性是影响左心室几何曲度、生理序列性收缩和维系应激状态的重要保障。二尖瓣成形技术完整地保留其自然结构,维护了二尖瓣在生理状态下护佑左心室功能及血流动力学特性的作用。实施二尖瓣成形技术,除了准确评估二尖瓣反流状态和选择适应证人群外,主要还应当考虑手术者是否具备良好的修复技术理念、经验及医疗氛围。

二尖瓣成形与成形环使用

1. 退行性心脏二尖瓣病变比例逐年上升,二尖瓣成形作为其主流治疗策略成为世界范围内的共识。

2. 对于二尖瓣重度病变无临床症状者宜"早期"(或"先行")手术,而结构与功能表现为基本正常状态时采取修复技术,已成为手术治疗理念。

3. 二尖瓣后叶脱垂病变的外科治疗策略和主流措施是二尖瓣成形。

4. 缺血性二尖瓣反流是一种进行性的动态疾病,对于中度 MR 者,在心肌再血管化手术的同时应施行瓣环成形术。

虽然缺乏科学性的数据及权威性临床循证医学证据,但是大量的相关临床研究资料(疗效主要评价指标和结果)及最新荟萃文献数据得出:在围手术期风险、远期生存率、不良事件发生率(生存质量)方面,二尖瓣成形均明显优于人工瓣膜置换术;成形术远期再手术率(10 年)可控制在 10% 左右,高于人工机械瓣置换,但低于人工生物瓣置换。

大约 90% MR 患者和部分 MS 是能够实施成形或修复手术。在心脏二尖瓣位的瓣膜外科手术中,风湿性病因居首位(60%~70%);而临床中约 25% 以上属于隔膜型病变,多数具有较好的成形手术条件。

三、主动脉瓣狭窄:置换

出现症状的主动脉瓣狭窄(AS),或者主动脉瓣有效瓣口面积(EOA)<1 cm^2 或中重度 AS 者应当施行瓣膜置换,而不能做成形术(图 9-4)。无论原发或继发性还是获得或先天性 AS,都是一个渐进性从

左心室代偿到失代偿的主动脉瓣慢性病理变化过程。轻中度、无症状 AS 者需动态随诊观察；但如果进行其他心脏手术如 CABG 者，可酌情考虑瓣膜置换，避免二次手术。

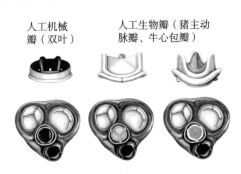

人工机械
瓣（双叶）

人工生物瓣（猪主动
脉瓣、牛心包瓣）

图 9-4　人工主动脉瓣（机械瓣/生物瓣）示意

信息速览

在我国居民中先天性主动脉瓣二瓣化畸形占比较高，常在中壮年时出现症状，并且比主动脉瓣正常三瓣叶者较早发生 AS。

AS 合并主动脉瓣环狭小时，所选择人工瓣膜大小将受到制约；为确保 EOA，从而获得术后跨瓣压差最小化，是手术关注的焦点。为避免人工瓣膜-患者不匹配（PPM）而遗留较高跨瓣压差，应当考虑患者的体格和体表面积（BSA），并且尽量使用较大型号的人工瓣膜，使有效瓣口面积指数（IEOA）不低于 $0.85\ cm^2/m^2$。

有效瓣口面积指数(IEOA)及其意义

1. IEOA = EOA/BSA。

2. IEOA<0.85 示患者瓣膜中度不匹配；IEOA<0.65 示严重不匹配。

3. 对于小主动脉瓣环的患者，常需要增添扩大瓣环的手术方法。

恰当地把握 AS 手术时机十分重要，做出任何强调都不过分。瓣膜狭窄过程并不是线性的，而是以不可预测的阶梯方式发展。出现症状后患者的生存率明显下降，心绞痛后平均年限 4.7 年，晕厥后均值少于 3 年，而呼吸困难和心力衰竭后的均值仅为 1～2 年。

临床警示!

AS 的典型症状是心绞痛、晕厥和心力衰竭。应当尽量避免主动脉瓣第二次手术。

四、主动脉瓣关闭不全或反流:成形或置换

主动脉瓣或主动脉根部病变造成瓣膜对合不良，产生中心性或偏心性反流，从而出现主动脉瓣关闭不全(AI)或主动脉瓣反流(AR)。其具有与 AS 患者相同的置换选择方案。与 AS 所致的左心室压力负荷增加不同，AI 或 AR 的病理生理改变主要是容量负荷过重。由于左心室具有强大的代偿机制，AI 或 AR 患者可以很长时间内不出现症状。但是一旦失代偿，发生充血性心力衰竭时，其生存率明显下降，50% 患者 2 年内死亡。

对于有症状 AI 或 AR，其手术指征毋庸置疑。而重度 AI 或 AR 无症状时，静息状态下左心室射血

分数（LVEF）低于正常者；或左室收缩末内径（LVESD）>55 mm，舒张末内径>80 mm，也是主动脉瓣手术指征。除了置换外，主动脉瓣关闭不全有时可以进行成形手术。

 重要提示

    总体上说，瓣膜成形技术相对较高，MI 的 Carpentier 分类法在很大程度上奠定了二尖瓣成形术的应用基础；而主动脉瓣关闭不全成形可能还缺乏一个通用的瓣膜评估体系来帮助指导瓣膜修复的操作。但是，近十几年来，已有不少学者在 AI 这方面开展了较有成效的研究工作。

五、三尖瓣关闭不全或反流：成形或置换

    过去，功能性三尖瓣关闭不全（TI）或三尖瓣反流（TR）在治疗上常被忽视。因为最常见的 TI 或 TR 是继发于左心疾病（如二尖瓣疾病和左心力衰竭）。原来认为，一旦左心系统病变得到治疗，功能性 TI 或 TR 会随之好转；在诊断上被忽视也是由于在手术过程中当负荷变化和麻醉状态下 TR 的程度减轻。所以，至多对三尖瓣环扩大者，仅做三尖瓣环 DeVaga 成形。

    未被纠正的中重度 TI 或 TR 在二尖瓣瓣膜手术后可能会持续存在甚至恶化，导致进行性心力衰竭和死亡（患者生存率在 4 年后下降 50%）。单一地矫治二尖瓣病变只减轻后负荷，并没有纠正三尖瓣扩张、影响前负荷或者右心室功能。后续的研究分析显示，在二尖瓣手术同时行三尖瓣瓣环成形术改善了心功能。

    对于继发性 TI 或 TR 患者，在外科手术中施行三尖瓣瓣环成形并不需要很长时间或很复杂的过程，在阻断钳松开期间即可快速完成三尖瓣修复手术。

三尖瓣成形比置换具有更低的围手术期风险。另外，单纯对剩下的 TR 再次进行手术有较大手术风险和不良预后。因此推荐对伴有 TR 的患者在心脏手术中采取更积极的治疗措施。

已有症状的功能性 TR，无症状但伴有中重度 TR，尤其是合并肺动脉高压或者右心室扩张者，器质性 TR、严重瓣环扩张（直径>40 mm），应当接受外科手术（图9-5）。

与三尖瓣瓣环扩张有关联的 TR 需要成形，因为三尖瓣瓣环扩张是进行性的过程。如果没有被矫治，可能将进展为严重 TR 并出现右心力衰竭症状。另外，房室结和希氏束位于三尖瓣附近，伤及传导系统将导致心脏传导阻滞。因此术者须非常小心、精准操作。

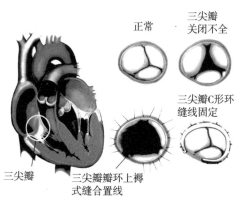

图9-5　三尖瓣瓣环成形示意

六、经导管或心尖主动脉瓣/二尖瓣植入术

随着经皮冠脉介入术(PCI)成功地重建冠脉血运,越来越多的人关注微创技术和新型人工瓣膜的研制和开发,以矫治心腔内瓣膜结构与功能异常。十多年来经皮或经心尖瓣膜植入技术进展迅速,对于那些手术风险很高的患者,已成为一种可行性的较好选择。

采用经股动脉逆行径路和经心尖顺行入路,实施经导管主动脉瓣植入术(TAVI)或经导管二尖瓣植入术(TMVI)都是可行的,且效果良好。在临床上,经股动脉入路的优点在于可以局部麻醉下进行。而经心尖入路则需要全身麻醉,但可能更为有利,一是顺行操作、路径短;二是动脉鞘大小可忽略;三是避开主动脉钙化和造成高风险卒中区域;四是心外科医生具有得天独厚的专业优势,可以及时采取应急方案。

❤ **重要提示**

TAVI 或 TMVI 应局限于真正的高危患者;或者适用于年龄>75 岁且合并其他危险因素的情况,诸如严重呼吸功能障碍、肝肾功能不全、严重血液系统疾病、主动脉钙化或既往 CABG 施行左乳内动脉畅通者等。

▦ **信息速览**

心血管外科护士应当了解患者的瓣膜病变和拟行何种手术,以便向患者进行有关手术概念的宣教,以及知晓术后其他治疗与监测。

七、人工瓣膜的种类与选择

目前人工瓣膜主要包括人工生物瓣膜和人工机械瓣膜两大类。但迄今为止,尚没有任何人工瓣膜替代品能够完全取代自身瓣膜。无论是生物瓣膜还是机械瓣膜,置换后都可能带来新的问题。譬如,机械瓣膜置换后血栓形成的概率高,因此需要终身抗凝治疗;而生物瓣膜置换后存在耐久性差和后期再手术率高的问题。如何为患者确定和选用最佳和最适宜的人工瓣膜,通常在术前由医生根据患者病情、年龄、疾病性质和提供有关信息资料等,提出合理建议,并尊重患者个人意愿,最终做出选择。

1. 生物瓣膜 主要为猪主动脉瓣、牛心包瓣。前两者为异种组织材料经戊二醛处理,人工缝制于支架部件上。虽然异种组织经过现代工艺和抗钙化处理,但因缝合技术、附着处质地和所受应力不均等,生物瓣膜易衰败,不如机械瓣耐用。因此对许多患者尤其对年轻患者而言不是最好的选择。

但由于生物瓣膜不需要长期抗凝治疗,因而对曾经有胃肠道或脑出血史的患者是理想的选择。鉴于其耐久性问题,推荐其应用于60岁以上的老年人。患者的状况与倾向性也是主要的参考因素。

2. 机械瓣膜 完全由人工材料譬如钛合金、同性碳和涤纶制作而成。现代机械瓣多为近于中央血流的双叶型瓣膜,耐久性良好。对于需要瓣膜置换的年轻患者来说,可能是较好的选择。然而,机械瓣具有血栓形成的倾向,需要终身抗凝治疗。对于有出血史、老年人和不能接受抗凝的患者是不适宜的。

3. 支架瓣膜 将异种组织材料缝制在形状记忆合金网管状支架上。支架瓣膜是针对难以耐受常规瓣膜置换但尚有生存机会患者备选的一种新型医用设置,犹如冠状动脉内狭窄段释放的支架一样。

4. 人工带瓣管道 即商品化带有机械瓣或生物瓣(后缝制)涤纶血管,通常是 Bentall 手术的主要医用材料,应用于升主动脉扩张(瘤)并主动脉瓣关闭不全、马方综合征和 A 型主动脉夹层(累及瓣膜)患者中。

因此,何时或何种情况下应用生物瓣膜还是机械瓣膜是医生和患者共同关注的问题。依据欧美心脏瓣膜病指南,结合国内居民具体情况,列出选用人工瓣膜指导意见,见表9-1。

表9-1　人工瓣膜的类型与适用人群

类型	适用群体
生物瓣膜	1. 60 岁以上老年患者 2. 任何年龄患者存在抗凝禁忌证或无法有效地监测 INR 3. 不愿使用机械瓣膜者,有生育需求的育龄期女性
机械瓣膜	1. 60 岁以下无抗凝禁忌的患者 2. 存在生物瓣膜衰败的高危因素,如甲状腺功能亢进、年龄较小 3. 已使用机械瓣膜者

信息速览

年龄<60 岁时应用机械瓣膜的优势或临床实际疗效优于生物瓣;>70 岁应用生物瓣膜的优点显而易见。60～65 岁处于"中间"年龄段患者的选择较为模棱两可。

(李勇新　王　娟　刘　倩　王　茜)

第十章 | 冠状动脉旁路移植术

　　100 多年前，人类便对冠心病进行了描述和治疗。1912 年 Alexis Carrel 凭借血管吻合的研究，建议通过冠状动脉手术缓解心绞痛而荣获诺贝尔奖。到了 20 世纪 60 年代，众多医学专家陆续开展心肌再血管化及冠状动脉旁路移植术（CABG），俗称冠状动脉搭桥手术（图 10-1）。因此，CABG 也成为现代医学重大的进步之一。20 世纪 70 年代末，经皮冠状动脉腔内成形术（PTCA）问世。虽然，血管成形和支架植入逐渐成为许多冠心病患者主流的治疗手段，但 CABG 仍然是治疗某些患者群体尤其是多支冠状动脉严重病变的主要方法。

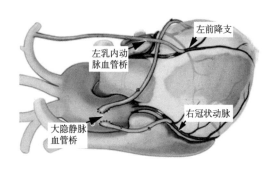

左前降支

左乳内动脉血管桥

右冠状动脉

大隐静脉血管桥

图 10-1　冠状动脉旁路移植术示意

一、冠状动脉旁路移植术与方法

1.体外循环下 CABG(ONCAB) 即经胸骨正中切口常规手术路径,使用体外循环(CPB)技术低温和心脏停搏下完成多支血管吻合手术。

2.非体外循环下 CABG(OPCAB) 一般也是选择胸骨正中切口入路,虽无须使用 CPB 技术和在心脏跳动下手术,却是通过显露与牵拉技术改进,并借助特制的心脏稳定和冠状动脉固定装置,由资深或有临床经验的外科医生进行复杂的再血管化操作。

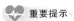 **重要提示**

熟练掌握 ONCAB 是外科医生进行其他 CABG 技术的基石与要求。ONCAB 与 OPCAB 孰为最佳手术策略,如同与 PCI 做对比仍存争议。两种或多种治疗策略不是对立和竞争关系,而是相互补充、趋利避害的择优问题。

3.微创直视下 CABG(MIDCAB) 通过胸前微创(小切口)直视下单支血管吻合,大多数是在直视下获取左胸廓内动脉或称左乳内动脉(LIMA 或 LITA),在非体外循环下吻合至冠状动脉狭窄远端的前降支或对角支。

4.胸腔镜辅助下微创 CABG(Endo-ACRB) 该手术是利用胸腔镜通过辅助小切口获取 LIMA,以肋间更小切口并借助于最小限度的肋骨牵开器,完成 LIMA 与左前降支(LAD)的吻合。

5.机器人辅助下血管重建 在 CABG 中有几种使用机器人的手术方法,包括应用机器人辅助下 MIDCAB 到经小切口全内镜辅助下 CABG(TECAB)。前者也被用于杂交血运重建的一部分,后者可用于单支或血管旁路[一般使用双侧乳内动脉(BIMA)]。

6.多支血管胸壁小切口(MVST)或微创CABG(Mics-CABG) MVST或Mics-CABG比开放式MIDCAB采取更侧方的开胸方法,并且使用特制的旋转牵开器,以获取完好的LIMA。另外需要两个辅助窗口放置心脏稳定器。不需要机器人或内镜设备,Mics-CABG在非体外循环下进行多支血管吻合。

无疑,OPCAB是微创技术在冠状动脉再血管化手术治疗中的一种应用,它也是各种微创CABG的基本技术。在某些高危患者中,避免体外循环的有害影响、尽量减少或消除升主动脉操作,OPCAB起到了对外周重要器官保护和可能减少术后神经系统事件发生率的作用。因此,对于心血管外科医生尤其是从事冠状动脉外科专业人员而言,为了能够在必要时实施这一策略,娴熟地操作OPCAB技术是十分重要的。

❤️ **重要提示**

某些CAD高危患者人群,包括并存严重升主动脉粥样硬化、肾功能不全、高龄、慢性肺病和左心室功能不全的患者,更有可能从OPCAB方法中受益。摒弃部分阻断主动脉的措施,可能会大大降低主动脉病变引起的栓塞发生率。

无论采取CABG何种术式,确保至少一支(最好是两支)桥血管材料是IMA,移植吻合于左前降支(LAD)或其他重要分支是CABG手术的治疗标准。对年轻患者推荐使用BIMA或一侧IMA+桡动脉(RA),即全动脉化进行CABG。

重要提示

鉴于使用乳内动脉具有良好的远期通畅率,年轻患者值得推荐使用 BIMA;而对于糖尿病、高龄或肥胖患者则应除外或慎用 BIMA。

二、冠状动脉旁路移植血管材料

1. 乳内动脉(IMA) 又称胸廓内动脉(ITA)。IMA 是 CABG 首选的血管移植物材料。左乳内动脉(LIMA)最常用于心脏最重要的冠状动脉左前降支(LAD)旁路手术中,其长期通畅率通常大于 90%;右乳内动脉(RIMA)在解剖学、组织学和内皮细胞功能方面,与 LIMA 没有差别。RIMA 移植到左冠状动脉系统的总体通畅率几乎与 LIMA 等同。对动脉外在刺激越小,其发生痉挛的概率也越小。

2. 大隐静脉(SVG) 获取 SVG 作为桥血管材料一直是 CABG 手术最常使用的方法。现在,较为流行的是在膝关节内侧,通过一小切口(2 cm 左右)和内镜下微创获取 SVG;或者通过皮肤序列间断小切口获取和制备静脉。全开放性切口取材方便,但有渗出、伤口愈合欠佳的可能。隐静脉管腔内含有活瓣,以保证血液单向流动至心脏。因此,应用时需要倒置使用与吻合,即隐静脉的远端作为桥血管近端吻合。

知识栏 10.1
乳内动脉(IMA)与大隐静脉(SVG)的区别

IMA 与 SVG 的最大区别在于中层结构和内膜内皮功能。IMA 中层平滑肌丰富,内皮细胞具有良好生物学特性即抗血栓屏障及调节血管张力和生长的作用,可以保护它免受痉挛、血栓形成和动脉粥样硬化的影响。加上其他因素,因而在长期通畅率上 IMA 远高于 SVG。但 SVG 足够长且较充裕,是良好的桥血管选材。

提高 SVG 通畅率的措施:不要损伤静脉壁上滋养血管,如过度牵拉、注入液体高压扩张等,尽量避免机械性刺激;保护 SVG 周边组织,应用非接触技术腔镜或切开获取效果相当。

3.桡动脉(RA)　通常,从非优势手臂即非惯用手一侧获取 RA,进行 Allen 试验阴性者才可考虑应用 RA。由于桡动脉极易受到激惹而发生痉挛,无论是通过开放式或内镜下获取都须倍加小心! RA 内膜、中层和外膜 3 层明显比 IMA 厚,且具有较高的受体介导的收缩性。获取和手术后常使用钙通道阻滞剂治疗以预防血管痉挛。

🎞 知识栏 10.2
Allen 试验操作步骤及判断

第一步:触诊尺、桡动脉位置,确定后同时按压,阻断两动脉血流。

第二步:患者反复用力握拳和张开手掌多次(>6 次),直到手掌皮肤变白。

第三步:继续保持对桡动脉压迫,松开尺动脉,观察手掌颜色变化,若 10 s 内变红恢复正常,则认为 Allen 试验阴性,表明桡动脉和尺动脉间有很好的侧支循环。

获取桡动脉前,需要完成 Allen 试验,如知识栏 10.2 所示,以确定掌弓动脉和尺、桡动脉循环是否完整通畅。最好在术前准备过程进行此试验,并做出标识。除了术中用药液保存和维护外,术后静脉滴注或口服抗痉挛和扩张血管的药物,维持数月,避免术后风险期。

Allen 试验阴性,意味着手掌侧支循环良好,属于正常状态;阳性者表明循环血量不足、解剖变异或尺动脉、桡动脉存在病变。临床上,Allen 试验还常用于经桡动脉穿刺置管或导管介入检查与治疗上。

三、术后主要观察与注意事项

了解手术方法、入路和选择何种桥血管等,对术后治疗与护理很重要。OPCAB 与 ONCAB 确有一些重要区别,譬如在心、肺、肾功能和胸液引流量上均有差异。

选用的桥血管是 SVG 还是 RA、术后用药治疗与受累肢体的关注点也不尽相同。

为便于术后随访与复查,有些外科医生有意识地在升主动脉近端吻合口位置,放置小金属夹或环来标识吻合口准确部位,可以有助于心导管专家寻找移植血管开口,便于注入造影剂并判断通畅程度。有时在术后胸部 X 射线复查时可见其标识物。

(王海晨　李　娟　任咪咪)

第十一章 | 先天性心脏病手术

先天性心脏病(简称先心病,CHD)是一组胚胎发育时期就已经存在的先天缺陷(详见第三章),是一类心血管解剖结构和功能异常的总称。各种CHD病理生理与解剖学基础迥异,单一和微小的缺陷几乎无任何不良影响,可以终生无碍;而严重或复杂畸形需在新生儿时期即刻救治。较轻微或无症状的CHD,如小房间隔缺损、室间隔缺损除外,绝大多数CHD患者都应该尽早手术。

心脏解剖结构没有纠治,异常血流动力学不良后果终存存在,不利于心脏从胎儿循环向新生儿、婴儿循环过渡,也不利于肺血管、肺泡和大脑发育;轻度症状者常常不易被诊断,唯有出现重症和部分围产期诊查后跟踪者才得以发现。较严重的CHD患者未进行外科和介入干预,长此以往,心肺组织的继发性病变和合并症愈加严重,譬如肺血管病、心肌肥厚、心律失常和肺动脉高压等,而这些情况都在不同程度上增加手术风险、降低远期临床效果,甚至错失手术治疗时机。

一、小儿先心病手术

历经近30年经济发展、社会进步和科技巨变,并随着基础研究与临床经验的积累,以及体外循环技术的发展和完善,人们充分认识到早期手术的重要性和合理性。当今,小儿CHD早期根治或一期手术已成为现实。几乎所有的CHD患儿都可以在心血管外科中心或专科儿童医院得到手术矫治。只有极少数危重或复杂 CHD 仍需要姑息性或抢救性手术,也是为"二期"手术创造条件。

常见单纯性 CHD 大多采取在常温或浅低温体外循环下手术,有利于术后功能恢复。对于复杂、心肺转流时间长的 CHD 患儿,采用深低温低流量或深低温停循环或两者结合技术等。术中加强心肌和脑保护,应用超滤技术,注意肺复张与呼吸道清理等。术后应用米力农和吸入氧化氮改善血流动力学、治疗反应性肺动脉高压等。在新理念指导、新技术助力和综合管控下转归越来越好,康复也愈加迅速。

信息速览

尽管 CHD 早期根治手术成为外科治疗的趋势,但并非说,每一种 CHD 都必须或都可以进行早期根治。例如小的室缺可以自闭,而病情危重的复杂 CHD 姑息性手术仍然是重要的治疗选项。

重要提示

小儿 CHD 尤其是早产儿、低体重儿或复杂 CHD 的心脏手术,更加依附于一支强大的小儿心外科团队组织,包括外科医生、灌注师、麻醉师、监护室医生和护士,以及小儿内科医生在内的团队密切合作、相互支持。这些是成功开展早期手术的重要保障。

二、成人先心病手术

10 年前,我国每年新增人口中 CHD 约为 15 万,而每年手术治疗只有 2 万左右;现在虽然出生率下降,但每年新增 CHD 人群也至少约有 10 万,手术数量为 2 万~3 万例。因此,还有相当数量的 CHD 在小儿、青少年时期得不到及时有效的手术治疗。随着时间推移和多年积累,成年 CHD 患者仍是一组庞大的群体。有关流行病学资料显示,20 年前美国成人 CHD 超过 80 万,其中简单 CHD 有 36 万多,中等严重者有 30 万,复杂型 CHD 有 11 万多。相比较而言,我国成人 CHD 有 300 多万。虽然部分患者能够介入治疗,但绝大多数患者则需要外科手术。

另外,在儿童时期施行的所谓根治性手术,其实与在成年时期的实际结果并不完全一致。相当一部分患者留下或出现各种问题,仍避免不了需要再次手术,最多见的是涉及瓣膜病变和流出部位梗阻者。

信息速览

对于某些早期施行的复杂 CHD 手术,与其使用"根治"术语,不如用"修复""矫治"更为准确和客观。以免让患者忽视潜在或将来发生的问题而耽误随访与诊疗。

由于成人 CHD 病程长,心肺脏器组织和机体各系统已出现并发症,因此在解决先心病本身的同时,可能还需要注意合并症的治疗。譬如,主动脉缩窄(CoA)患者常合并高血压,巨大房间隔缺损者常伴有心房颤动(AF)和三尖瓣反流(TR)等。对成人 CHD 的手术治疗,原则上应采取更积极的主张。

重要提示

即便是单一、常见的 CHD,对成人而言也不简单,因为 CHD 已导致某些重要合并症如心律失常、心功能 III ～ IV 级或肺动脉高压(PH)。

临床上人们观察到以及欧洲多中心统计均显示,成人 CHD 就诊和手术中绝大多数病例是房间隔缺损、室间隔缺损、主动脉瓣二瓣化畸形(狭窄或关闭不全)和主动脉瓣缩窄等常见畸形。先天性瓣膜病变在成年时期出现症状并发症不在少数。尽管存在和增加不同程度上的手术风险,这些患者外科治疗也宜早不宜迟。

临床警示!

　　合并紫绀的成人 CHD 大多数是遗存的、复杂的固有肺动脉严重发育不良的患者;也可能有一部分是早期为心内左向右分流、后来继发肺动脉高压,发展为双向分流或右向左分流为主,并进展为艾森门格综合征。前者尚有手术可能,但效果难料;而后者则完全无手术指征,除非做肺或心肺移植。

(师　桃　雷军荣　牛佳乐)

第十二章 | 主动脉(开放性)手术

主动脉包括近端主动脉(升主动脉)、主动脉弓部、胸降主动脉和腹主动脉,每个节段均有不同的解剖和病理特征。胸骨正中切口是近端主动脉、升主动脉和弓部修复的标准手术径路。左胸切开和胸腹入路是治疗胸降主动脉和腹主动脉病变的唯一途径。

一、主动脉手术适应证

各段主动脉的手术适应证见表 12 – 1 和表 12–2。

表 12–1　近端主动脉或主动脉根部置换的手术适应证

适应证	表现
急性升主动脉夹层	即 Stanford A 或 DeBakey Ⅰ型或 DeBakey Ⅱ型,包括其他两种特异类型:壁内血肿(IMH)与穿透性主动脉溃疡(PAU)
升主动脉瘤	有症状者或无症状者,直径>5.5 cm;遗传性疾病者,直径>5 cm;有主动脉夹层家族史或接受任何心脏手术或有结缔组织病时,直径可放宽至 4.5 cm
主动脉瓣二瓣化畸形	功能尚正常,直径>5 cm;功能异常,直径>4.5 cm
感染	真菌或细菌性心内膜炎时累及主动脉瓣根部
妊娠期夹层	早、中和晚期均需急诊修复,尽力为母亲和胎儿提供最佳生存机会

表 12-2　胸降主动脉和腹主动脉的手术适应证

适应证	表现
胸降主动脉瘤	无症状,直径>5.5 cm;或快速扩张,比邻近正常动脉大两倍或年增长 1 cm
马方综合征	有家族史,直径>5.0 cm;无家族史,直径>5.5 cm
B 型夹层急性期	包裹性破裂,内脏灌注不良,主动脉直径迅速扩大,疼痛无法控制等
慢性夹层动脉瘤	直径>5 cm

临床警示!

急性主动脉夹层(AAD)和自发性主动脉破裂是急诊手术的两个重要适应证。AD 会产生两种潜在性严重心脏并发症:急性主动脉瓣反流和冠状动脉受压或撕裂致心肌梗死。而心脏压塞也是常见并发症。

仅涉及主动脉弓而不累及主动脉其余部分的病变较少见。主动脉弓病变大多数与升主动脉或降主动脉病变紧密相连,因此在手术指征上大体一致。

重要提示

升主动脉瘤每年以超过 0.5 cm 速度扩大或增长,是预后不良的表现,需外科修复。主动脉瓣二瓣化畸形,在年轻患者中多数表现为主动脉瓣关闭不全或反流(AI 或 AR),而在老年患者中更可能导致主动脉瓣狭窄(AS)。

二、升主动脉和主动脉根部病变的手术方法

通常采用胸骨正中切开和体外循环下实施手术。根据病变情况进行近端主动脉升主动脉置换和半弓置换,以及主动脉根部置换和冠状动脉再植

入等,应用最广泛的是 Dacron 人工血管或带瓣血管。近无名动脉周围主动脉、右腋动脉或股动脉是插管最常用的选项。

升主动脉远端和弓部组织正常情况下,可以考虑阻断升主动脉。否则,降温至中低温下采用开放式远端吻合。单侧或双侧脑灌注、头部降温,以及使用甘露醇和氢化可的松等保护性防治措施。近端病变手术包括主动脉瓣处理,可以在降温过程中先行,也可以在远端吻合完毕恢复全身全流量灌注后行,根据医生自己经验与习惯而定。

信息速览

Bentall 手术,即带瓣管道施行升主动脉和主动脉瓣置换,是近端主动脉及其瓣膜病变最经典的术式。

目前,近端主动脉或主动脉根部病变多采用复合式主动脉窦带瓣管道置换。由于夹层常累及瓣窦部,保留主动脉瓣的手术较少施行。外科医生的临床经验对瓣膜保留手术的成败与耐久性起着决定作用。

三、主动脉弓病变的治疗策略

经无名动脉或腋动脉直接插管,或者外接一个人工血管(8 mm)作为动脉灌注入路,顺行脑灌注是绝大多数手术团队保护大脑的首选方法。弓部外科修复手术各不相同,从传统的岛状或整体主动脉弓上血管吻合,到弓上多分支人工血管和 Y 形移植。对于弓部并涉及胸降主动脉以远的广泛性动脉瘤或夹层病变,常采用孙立忠教授等所描述的手术技术[孙氏手术(Sun's procedure)],如图 12-1 所示,孙氏手术基本已取代了最早的或改良象鼻术,成为复杂型 A 型 AD 手术治疗的新标准。

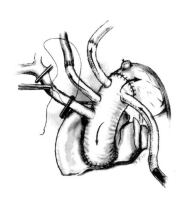

图 12-1　孙氏手术示意

象鼻手术的进展历程

1. 象鼻手术技术：1983 年 Borst 等首次介绍在升主动脉加弓部置换的同时，于降主动脉内插入一段游离的人工血管以降低远端再次手术的难度。在二期胸降主动脉手术时，不需要体外循环(CPB)和弓部分离等，即可在左锁骨下动脉以远进行操作。后发展有改良式技术等。

2. 孙氏手术：2003 年由我国孙立忠教授提出并应用于临床，是目前国内针对 A 型、I 型 AD 最广泛使用的全程式支撑型支架象鼻技术。

孙氏手术大致步骤：通过弓部切开，将收缩和捆绑于弯曲棒上的支架血管(10 cm 长，26～30 mm 直径)插入降主动脉真腔，确定好位置后，握持轴柄并缓慢抽出捆扎线以释放支架人工血管，借助金属支架支撑张力恢复正常血管真腔；接着，以支架人工血管近端(无金属支架裸区)为衬里，残留降主动脉边缘为外衬，与四分支人工血管远端连续缝合；

远端吻合结束后利用一分支血管恢复下半身灌注并开始复温；再依次重建头臂血管的颈总动脉，以及近端与升主动脉吻合无名动脉；最后吻合左锁骨下动脉（图 12-2）。

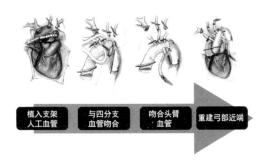

图 12-2　孙氏手术具体操作步骤

🛏 **临床警示！**

术中支架血管不同于腔内介入覆膜支架，前者为二期手术创造便利、有益的"先天"条件，而后者则可能成为二期手术的"累赘"，增添手术难度。

孙氏手术优点较多，首先易于操作、缩短手术时间；支架血管张开后给予主动脉壁压力且消除两者间无效腔，可促进内膜破口和假腔闭合，提高假腔闭合率，一期解决胸降主动脉近端病变，减少术后渗出血和再手术率。

❤ **重要提示**

支撑型支架象鼻技术适用于累及升主动脉、弓部和降部的胸主动脉瘤，头臂血管受累的 A 型主动脉夹层（AD），原发内膜破口位于弓或降主动脉 A 型 AD 或 B 型逆剥的夹层，以及马方综合征（合并）AD。

四、胸降主动脉和胸腹主动脉病变治疗方案

开放式手术和腔内介入治疗均可用于各种涉及降主动脉和胸主动脉病变。

开放式手术修复包括阻断主动脉下缝合技术、左心转流下阻断缝合法和深低温停循环技术。关键步骤在于肋间动脉重构成形移植与内脏分支动脉吻合技术。

❤ 重要提示

对于没有合并症的急性胸降主动脉夹层，药物治疗可能较开放性手术治疗效果好。定期复查计算机体层成像（CT）、随访和积极控制血压是极为重要的。

（闫　炀　李勇新　王京玉　刘　菲）

第十三章 | 心房颤动的外科治疗

临床上，常使用药物治疗心房颤动（简称房颤，AF），但实难以复律，且增加心血管疾病发病率和死亡率。虽早有内科导管射频消融，但只有高度熟练的电生理学家才能实施精准的导管介入消融治疗AF，受治者少且易复发。另外，AF病因与发病机制的不确定性，而发生和维持AF的解剖基础现较为明确等，上述这些因素给予了在外科手术治疗瓣膜病或冠心病的同时，对这部分伴AF患者进行同期手术的机会。随着微创技术与新设备的进展，纯粹地单一施行孤立性AF的外科消融，也逐渐成为AF治疗的新趋势，并取得良好效果。

一、针对房颤的外科治疗（Cox迷宫手术）

1987年，James Cox首先介绍有效治疗AF的外科手术方法。鉴于心电生理研究显示多个折返回路存在于心房中，通过切开某些区域心房组织产生一个不能传导的损伤切口，以限制无序电活动，恢复房室活动的同步性和窦性心律。因此将这项技术命名为Cox迷宫手术。

最初版本的迷宫手术复杂且心脏起搏器植入的发生率高，经过数次重新设计切口方式，进展为Cox迷宫Ⅲ型手术（图13-1）。虽然Ⅲ型手术效果可靠，但技术难度较大，手术切口与缝合太多；而且体外循环时间明显延长，难以推广使用。

　　最初的 Cox 迷宫手术(即 Ⅰ 型)是完全通过手术切口切开左、右心房设定的部位,然后再缝合这些切口,心房切口愈合后瘢痕组织不能传导心电活动,从而阻遏通过折返的心电无序传输。

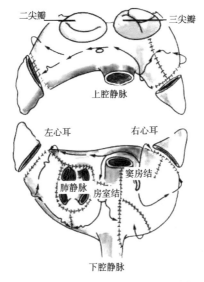

+++线为手术切口,左、右心房近 10 处;箭头线为窦房结至房室结的心电传导通路。

图 13-1　Cox 迷宫 Ⅲ 型手术示意

　　现代研究通过使用不同的能量手段如射频或冷冻消融,在外科手术的同时创建一些损伤线(如同手术切口),取代传统的"切与缝"损伤方法。这种外科消融技术已将一个复杂、耗时的 Cox 迷宫 Ⅲ 型手术操作转变为创伤小、易实施和快捷有效的手术,即 Cox 迷宫 Ⅳ 型手术。如图 13-2 所示。

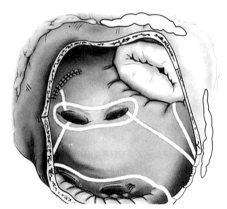

a.左心房外科消融切口设置

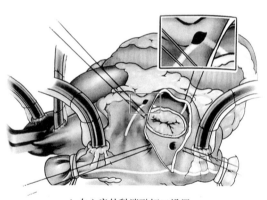

b.右心房外科消融切口设置

双极消融以白线表示,单极或冷冻消融用于完成二尖瓣、三尖瓣瓣环处消融线。

图 13-2　Cox 迷宫Ⅳ型手术示意

1.射频消融　是利用频率较高的交流电流对局部组织加热,产生损伤,使心肌细胞坏死。只有完全和完整的透壁性损伤才能阻断心电传导。单极射频装置达到透壁性损伤,需要足够长的时间消融,且需要在静止不动的表面操作效果才可靠。另外,同介入消融一样存在一些并发症,如损伤冠状动脉、食管等周围组织。双极射频装置需要将组织嵌入和夹紧在钳中,能够缩短损伤过程(<20 s),提高效果,并防止附加损伤;但其受制于手术区域和设置,有时需借用另外的切口等。

2. 冷冻消融 是通过一氧化氮或氩气低温冻结细胞而非加热方式,破坏心肌组织,所产生的冰晶引起细胞膜破裂和微血管损伤,从而导致局部组织慢性缺血,而有利于保存心肌纤维骨架和胶原结构。因此能较安全地用于瓣膜组织周围,但避免用于冠状动脉周围。另外,在跳动心脏上损伤效果差。

💗 重要提示

射频消融包括导管介入法、外科单极和双极消融,能否产生透壁性损伤是消除房颤或防止复发的关键。双极射频消融易操作且较安全,但有些区域则需使用单极射频和(或)冷冻消融。

二、现行外科消融手术(Cox 迷宫Ⅳ手术)

在同期心脏手术中,如果为冠状动脉旁路移植术(CABG),通常是在完成远端吻合后进行迷宫手术,而在瓣膜手术中则反之。下面结合图 13-3 将 Cox 迷宫Ⅳ型手术做一详细解读。Cox 迷宫Ⅳ型手术是通过胸骨正中切开或微创右胸小切口,在体外循环下完成左、右心房两个组合(即图 13-3 L1 ~ L6 和 R1 ~ R5)的损伤设置(手术切口+消融线)。

首先,对右肺静脉和左肺静脉进行钝性分离。游离上腔静脉和房间沟,充分显露右肺静脉,将射频消融双极钳置于肺静脉周围左心房前庭区域,隔离右肺静脉(图 13-3 L1);同样,尽量贴近左心房,反向置于双极钳钳夹左肺静脉,完成左肺静脉隔离(图 13-3 L2)。如此环绕左、右肺静脉开口周围的左心房袖状线性消融完整地阻滞每一个肺静脉周围的异常兴奋灶,并可证实心电隔离的充分性和准确性。

其次,在心脏跳动下进行右心房切口和消融设置。右心耳基底部切口或冠状切开心耳;并另做一个右心房切口,从三尖瓣前瓣环附近(术者视野为 2 点方位)到上、下腔静脉连线方向斜行或垂直切开右心房游离壁(图 13-3 R1)。通过右心房切口使用双极钳分别朝上、下腔静脉方向创建一条连接两个静脉入口的消融线(图 13-3 R2)。经心耳切口置入双极一侧钳,向右心房切口或上、下腔静脉消融线(保留 1~2 cm)进行右心房游离壁消融;接着反转双极钳方向,朝三尖瓣瓣处(术者视野 10 点方位)做出右心房后壁消融线(图 13-3 R3)。由于在三尖瓣环即 2 点、10 点区域不能用射频双极钳,需使用冷冻或单极射频消融进行该区域内心内膜消融连接,完成整个倒"T"形消融(图 13-3 R4)。通过右心房两个手术切口,以及多个消融性损伤完成右心房切口与消融设置。

最后,通过冷停搏液灌注使心脏停搏,进行左心房消融。切除左心耳(优于单纯封闭法)(图 13-3 L3);经心耳切口置入双极一侧钳在心耳内到左肺上静脉,另一侧钳在心耳、心房外,创建左心耳切口至左上肺静脉连接消融线(图 13-3 L4)。通过左心房标准切口,使用双极钳完成切开处底部至左下肺静脉之间的左房后壁,以及切口上端至左上肺静脉之间房顶消融线。此两条消融线与前面左、右肺静脉隔离,创建了一个完整的左心房"盒"型隔离(图 13-3 L5)。

从环左肺静脉消融到二尖瓣后瓣环做出一条线状消融。始端使用双极钳穿过左心房底部到后瓣环方向钳夹,在接近瓣环 1~2 cm 处应用套包单极笔或冷冻消融完成心内膜消融;以同样方法完成冠状静脉窦处心外膜下消融(须与心内膜消融线重合),从而完成左心房峡部消融线路(图 13-3 L6)。通过图 13-3 L1~L6 操作完成整个左心房切口与消融设置。

 重要提示

使用冲洗式射频系统一般需要钳夹 3~4 次,才能达到心房壁组织完美的透壁性损伤。肺静脉开口周围组织是许多患者 AF 的发源地。左心房或肺静脉“盒”型隔离实质是创建肺静脉与左心房之间的损伤线。

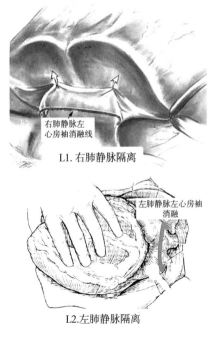

右肺静脉左心房袖消融线

L1. 右肺静脉隔离

左肺静脉左心房袖消融

L2. 左肺静脉隔离

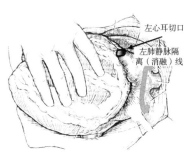

左心耳切口
左肺静脉隔离（消融）线

L3.左肺静脉隔离

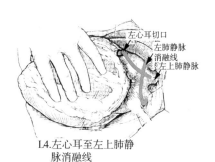

左心耳切口
左肺静脉消融线
左上肺静脉

L4.左心耳至左上肺静脉消融线

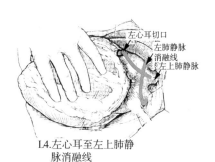

左心房底部消融线
左心房顶部消融线

L5.左心房"盒"型隔离

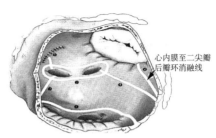

心内膜至二尖瓣
后瓣环消融线

L6.左心房峡部消融（1）

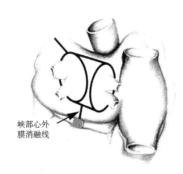

峡部心外
膜消融线

L6.左心房峡部消融（2）

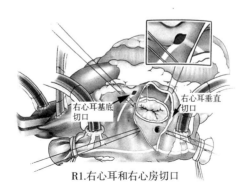

右心耳基底
切口

右心耳垂直
切口

R1.右心耳和右心房切口

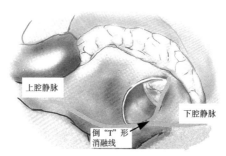

R2.上腔-下腔静脉消融线

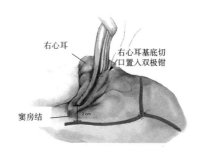

R3.右心房游离壁消融

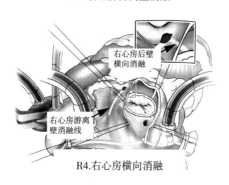

R4.右心房横向消融

L1~L6.左心房外科消融;R1~R4.右心房外科消融。

图 13-3　Cox 迷宫Ⅳ型手术详细步骤与图解

临床警示!

在切除左心耳和缝闭切口时,勿损伤旋支动脉;同样,在三尖瓣环2点、10点处以及二尖瓣后瓣环处,避开冠状动脉及其分支,使用冷冻或单极笔消融。切忌在肺静脉上做双极钳射频消融,避免损伤肺静脉,造成术后PV狭窄。

大多数阵发性 AF 源于肺静脉周围,源于其他部位者占 30% 以上,由于肺静脉隔离(PVI)可以在非体外循环、小切口或内镜下完成。因而单一 PVI 是一个很有吸引力的方法。对于持续性或永久 AF 者,即使充分抗凝治疗,仍有脑血管意外等事件发生;单纯使用华法林可降低脑卒中风险 60% 以上,但不能完全消除。因此需要考虑左心耳切除合并外科 AF 治疗。完整地创建一个"盒"型隔离整个左心房后壁,比单独隔离左、右肺静脉效果更好(图 13-3 L5 所示)。PVI 并消融连接至二尖瓣环,以及切除左心耳,是左心房隔离的基本方法。

重要提示

左心耳是 AF 患者血栓形成的好发部位。因此,不论是 Cox 迷宫手术治疗 AF,还是在同期瓣膜或搭桥手术中,都应积极地封闭或隔断左心耳。切除左心耳优于单纯缝合法。

根据房颤的不同类型,对同期心脏外科手术中和孤立性房颤进行外科治疗,其选择方法分别见表 13-1、表 13-2。

表 13-1　同期心脏外科手术中, AF 外科消融术选择原则

心脏外科手术操作	阵发性 AF	持续性或永久性 AF
低危或简单	PVI 扩大+左心耳切除（即有连接切口的 PVI）	Cox 迷宫Ⅲ型手术, 或者 PVI/左心房连接切口/左心耳切除
高危或复杂	PVI 扩大+左心耳切除	PVI/左心房连接切口/左心耳切除

表 13-2　孤立性 AF(即无原发心脏病)的外科消融术

孤立性 AF	外科消融术
阵发性 AF	微创 PVI+左心耳切除
持续性或永久性 AF	Cox 迷宫Ⅲ型手术或者微创 PVI/左心耳切除/左心房连接切口

（闫　炀　李勇新　王海晨　雷军荣）

第十四章 | 机械循环辅助与心脏移植

对于终末期心脏病或晚期心力衰竭患者,过去内科药物治疗或介入干预效果很差,然而现在通过应用机械循环辅助等,其临床效果较为改观。本章简要介绍机械循环辅助和心脏移植。

一、机械循环辅助

急性心力衰竭(AHF)、心源性休克或心脏术后无法脱离体外循环等患者可能需要机械循环辅助支持(MCS),临时性部分或完全替代心脏泵血功能,直到心功能得以恢复,即康复前过渡(BTR)。目前国内 MCS 应用于临床最多一组病例是 BTR。随着国内外循环辅助装置与技术的蓬勃兴起、国产设备的研发与跟进,相信不久 MCS 将越来越多地使用在心脏移植前过渡(BTT),或者作为永久性支持治疗(DT)手段。心脏移植毕竟只是针对少数患者有效的治疗方法。

1. 体外膜氧合(ECMO)的临床应用 ECMO 实质上是体外循环技术的拓展,即将其技术由手术室推及应用于病房或 ICU,帮助患者度过急性循环或呼吸衰竭过程。如果在心脏手术前充分认识到病情和手术后极有可能发生的脱机困境,可以在手术时便考虑预设体外循环插管径路与优先使用其管道,譬如颈内静脉/股静脉和股动脉/颈动脉插管。在心脏或肺功能恢复后撤除。因此,ECMO 是现今作为体外式的心室辅助装置的重要替代手段,不仅辅助心脏泵功能,而且还替代肺组织进行血液氧合;而 IABP 则是常用于辅助冠状动脉灌注。

ECMO 与体外循环技术、设备基本相同,由膜氧合器、离心泵、热交换器和肝素涂层的管路组成。

ECMO 运转时,血液通过颈内静脉或股静脉插管引出,经膜肺氧合、排出二氧化碳,氧合血回输到股动脉或颈动脉转流(V-A),也可回输到静脉转流(V-V),如图 14-1 所示。前者 V-A 转流既可用于心脏支持,又可用于体外呼吸支持,适用于心力衰竭、肺功能严重不全合并心脏停搏可能的病例;V-A 转流与自身心肺循环并联,增加心脏后负荷,并减少了流经肺组织的血流量。后者 V-V 转流通常由股静脉插管引出,颈内静脉置管泵入,只适用于单纯肺功能受损、无心脏停搏危险的病例。ECMO 是为患者短期内使用、救治心脏和(或)肺脏急性功能障碍而设计的。因此,ECMO 适用于急性心力衰竭,暴发性、病毒性急性心肌炎,心搏骤停,以及急性呼吸功能衰竭或等待供体的器官移植患者。

ECMO 应用前已有多脏器功能衰竭,或治疗期间发生肾衰竭,需要透析的患者死亡率很高;即使这些患者能够撤除 ECMO,之后仍有有较大的风险。

2. 心室辅助装置临床应用　对于药物治疗难以逆转的终末期心力衰竭或急性严重心肌梗死,预估心脏功能很难恢复的患者;此外,不可逆性心力衰竭又不适宜进行心脏移植的患者,机械循环辅助

（MCS）中完全植入式心室辅助装置（VAD）是具有
应用前景的选择。

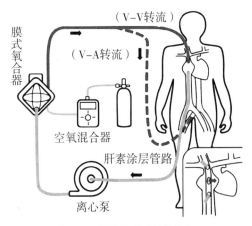

图 14-1　ECMO 技术救治示意

　　左心室辅助装置（LVAD）在给予左心室减压的
同时也为机体提供血液灌注，并减轻左心室张力和
耗氧量，最早用于心源性休克、心脏直视术后不能
脱机或术后发生低心排血量综合征（LCO）的患者。
估计 LCO 是由心脏本身原因所致，短期辅助可以恢
复，因而 LVAD 作为心功能恢复前的康复前过渡
（BTR）治疗。其他重要脏器功能良好、需要做心脏
移植的患者，LVAD 也作为移植前过渡（BTT）。另
外，愈来愈多不适合心脏移植的患者，LVAD 提供终
身治疗或永久性支持治疗（DT）。
　　一般来说，没有一个绝对标准提示何时种情
况下选用 VAD，然而有几项血流动力学数据与临床
表现作为其植入的参考指标（表 14-1）。此外，对围
手术期的危险因素进行术前评分，可有助于危险性
和预后的预测；其临床状况与分值呈负相关，0～4

分为低,5~7 分为中,8~10 分为高,分值越高,预后越差(表 14-2);积分≤5 分的患者术后死亡率大约为 12%,而>5 分的预期病死率为 46%。

表 14-1 LVAD 植入指征

临床表现	血流动力学数据
心源性休克	CI<1.5~2.0 L/(min·m²),SBP <80~85 mmHg,CVP>16 mmHg,PCWP>20 mmHg,UOP<20 ml/h,S$\bar{v}$O$_2$<50%
应用大剂量正性肌力药/血管收缩剂和(或)IABP 支持	无效

注:CI 为心脏指数;SBP 为动脉收缩压;CVP 为中心静脉压;PCWP 为肺毛细血管楔压;UOP 为尿量;S$\bar{v}$O$_2$ 为混合静脉血氧饱和度;IABP 为主动脉内球囊反搏。

表 14-2 LVAD 植入前危险因素评分

术前因素	人工呼吸	心脏术后	既往 MCS	CVP>16 mmHg	PT>16 s
权重值	4	2	2	1	1

注:MCS 为机械循环辅助;CVP 为中心静脉压;PT 为凝血酶原时间。

VAD 由第一代滚压、搏动性轴流泵和第二代轴流泵(如 HeartMate)已研发进展至第三代磁悬浮旋转离心泵(如 HeartWare、国产 CH-VAD),如图 14-2 所示。

根据机械辅助时间的长短植入方式有所不同。短期辅助时,泵流出管植于股动脉灌注(同 ECMO 一样);长期辅助时,则植入升主动脉为多(有时在降主动脉上)。流入管以植入心尖处为多且较通畅,有禁忌证时选用房间沟或左心房。VAD 植入时各引流部位均有其优缺点,见表 14-3。

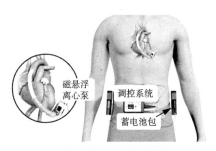

图14-2　第三代VAD(磁悬浮离心泵)示意

表14-3　流入管连接部位的优缺点

位置	优点	缺点
心尖区	最理想位,引流通畅,好固定,易关胸	需要体外循环,近期心肌梗死累及心尖区禁忌,心功能恢复可能性大者不宜选用
房间沟	无心肌损伤,非体外循环	左心房小者禁忌,引流管长,效果可能差,活动受限
左心耳/左心房顶	无心肌损伤	需用体外循环,关胸困难,左心房或左心耳小禁忌,可能冠状动脉或桥血管有障碍

💜 **重要提示**

　　所有植入VAD均具有共同的并发症,如早期有出血、气栓和右心力衰竭,晚期有感染、血栓栓塞、溶血,装置系统引起腹部并发症和泵失功能。

　　右室衰竭更常见和继发于左室衰竭,或放置LVAD以后显得更为突出,很少单独发生,双心室辅助装置(BiVAD)支持的患者总发生率大大降低。

二、心脏移植

1.心脏移植概念 心脏移植(HT)是 20 世纪医学重大的进展之一,成为治疗终末期心脏病有效的治疗手段。HT 难以广泛开展的主要制约因素是供体心脏极度匮乏。通过扩大供体来源的各种策略已积极推行,如心脏死亡供者(DCD)、边缘性供体采用等。而面对供体严重短缺与大量受体需求的困境,移植专家们又重拾起异种器官的探索研究,如近期巴尔的摩的基因编辑后猪心人体 HT。一旦技术突破,并通过解决伦理及法规等方面的诸多问题,可能对 HT 或器官移植带来光明的前景。

2.受体选择 受体选择的最大目的是筛选出有可逆性心血管疾病的患者,而确认不可逆性疾病经各种优化治疗方法无效的患者。大多数的患者是扩张型心肌病或缺血性心脏病,而表现为终末期心力衰竭;预估患者不进行移植,1 年生存率低于50%。通过 HT 可有效延长寿命,提高生活质量。HT 的禁忌证通常与并存疾病相关,包括其他系统重要脏器的功能不全、恶性肿瘤、顽固性肺动脉高压和感染等。

信息速览

虽然 HT 受体选择与适应证主要依据病情的进展和预判,但心室射血分数(EF)<20% 和最大摄氧量(最大强度运动时所摄入的氧量)<14 ml/(kg·min)是预测生存率最强的独立危险因素。

术前评估与准备除基于全身状态和一般项目的检查外,细菌学和病毒学检查均是必要的内容,右心导管检查和肺动脉高压评估是不可或缺的项

目。跨肺压(TPG)、肺血管阻力(PVR)较单一肺动脉高压意义更为重要,受体对药物治疗无效的顽固性肺动脉高压是原位 HT 的一个高危因素,是移植后早期常见的并发症。

心脏移植的禁忌证

顽固性肺动脉高压指:$PVR > 6$ Wood 单位、$TPG > 15$ mmHg,这是 HT 的制约条件或禁忌。$PVR = (MPAP - PCWP)/CO$,$TPG = PAP - PCWP$ (PVR:肺血管阻力。$MPAP$:平均肺动脉压。$PCWP$:肺毛细血管楔压。CO:心排血量。PAP:肺动脉压。TPG:跨肺动脉压差)。

3. 供体选择　目前除采用脑死亡供者(DBD),国内外已推及心脏死亡(DCD),主要是为拓宽供体来源,部分解决器官不足问题。WHO 现行判断死亡的标准有二:以包括脑干在内的大脑功能终止为标志的"脑死亡"和以循环功能终止为标志的"心死亡"。供体的常规评估包括个人资料(身高、体重、性别和血型)复审、实验室检测(血清学、生化分析),血流动力学状况和心电图、X 射线、胸片,以及心动超声等。

加强对供体的围手术期管理,维持捐献者容量、电解质及酸碱平衡,确保血流动力学相对稳定是十分重要的。

供体的获取、保存、转运和移植前后过程,严格按照心脏直视手术和心肌保护的原则,尽量减少冷缺血时间。

低温是保存器官的基本策略。机械灌注和持续给予器官保护液是提高心脏保护的有效措施;这种技术可以延长心脏冷缺血时间。

心脏移植目前多采用保留供体右心房和上、下腔静脉的双腔静脉吻合技术,如图 14-3 所示。一般是先吻合左心房和主动脉,开放主动脉阻断钳后再进行肺动脉和腔静脉吻合,以使供体心脏冷缺血时间最短化。

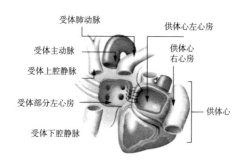

受体肺动脉
供体心左心房
受体主动脉
供体心右心房
受体上腔静脉
受体部分左心房
供体心
受体下腔静脉

图 14-3 心脏移植(双腔静脉吻合法)示意

双腔静脉吻合术后心律失常、房室瓣功能不全和传导阻滞发生率较低。标准原位心脏移植是保留受体心脏的右心房后壁组织,上、下腔静脉吻合被简化为右心房吻合(供体上腔静脉开口缝扎);全心脏原位移植是将受体心左心房全部切除,只保留左右两侧肺静脉开口,余同双腔静脉移植法。

HT 术后重在维护和辅助心肌收缩力的治疗，以及降低肺血管阻力的处理，改善右心室功能。右心室衰竭是 HT 术后早期死亡的重要原因之一，急性排异反应、感染也是术后主要的死因。现今，HT 手术成功率和术后 1 年生存率均在 95% 左右。

（闫　炀　李勇新　王海晨　闫路勤）

第十五章 | ICU 初期恢复阶段

心血管疾病患者手术后通常转送到 ICU 进行麻醉恢复和集中专业化管理。这一时期的目标是确保患者血流动力学稳定,给予呼吸支持与有效氧合,恢复自主呼吸、正常体温和代谢,通过标准评估和各项监测,快速识别和及时处理并发症,使患者顺利度过手术后风险阶段。

一、ICU 接收与即时处理

ICU 主管医生与护士需要了解患者全部情况,包括提前掌握患者术前原发病状况、基础疾病和高危因素等情况,即:①原发病是单一还是复合,心功能状况。②既往病史、基础疾病情况,如高血压、糖尿病、中枢神经系统疾病、慢性肾病及既往手术史等。③呼吸系统,如吸烟史、慢性阻塞性肺疾病(COPD)情况等。④其他高危因素,如胃肠道出血史、遗传病史、精神状态和过敏史等。需要与手术室相互沟通,做好转运前各项工作,呼吸机调试与参数设定、药物配置,以及有无做其他特殊准备等,以便于在相关信息畅通的情形下,安全地转移和交接患者。

患者由手术室转送至 ICU 是一段相对欠安全的过程,这是因为体位变动、药物通路与剂量可能的变化,环境温度和辅助通气的变更,尤其对循环尚不稳定的患者可能会造成潜在的危险。所以,患者进入 ICU 时,需要医护人员多人协作,迅速有序地接纳并分工完成以下各项步骤与程序。

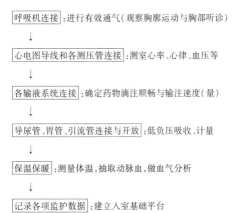

呼吸机连接 ：进行有效通气（观察胸廓运动与胸部听诊）
↓
心电图导线和各测压管连接 ：测室心率、心律、血压等
↓
各输液系统连接 ：确定药物滴注顺畅与输注速度（量）
↓
导尿管、胃管、引流管连接与开放 ：低负压吸收、计量
↓
保温保暖 ：测量体温、抽取动脉血，做血气分析
↓
记录各项监护数据 ：建立入室基础平台

　　在一切完成后，听取麻醉医生、手术医生和巡回护士交班，了解麻醉、手术过程和体外循环情况，尤其是特殊治疗交代。有些关键信息必须由麻醉医生和巡回护士主动地交接给接诊护士和医生。ICU 团队成员如存有疑问或未能明白时也应直接问询。麻醉、体外循环和护理记录单须核对交接。

❤❤ **重要提示**

　　全面了解患者的术前状态、术中情况和过程，可为 ICU 医护人员预测和提示术后并发症的相关信息。

二、入室后初期的物理检查与评估

　　1.心脏及血流动力学评估　　心脏手术尤其是体外循环心内直视术后，患者血流动力学产生较大变化，首先必须准确评估心脏功能状态。虽然依据循环系统监测手段，获得心率、心律、血压、中心静脉压

（CVP）、混合静脉血氧饱和度（S$\bar{\text{v}}$O$_2$），以及血流动力学参数，见表 15-1（如果放置 S-G 肺动脉导管，还可获取其他数据如 CI、CO、SVR 等）；掌握其动态变化，发现问题及时处理。然而，临床观察与物理检查仍是评估术后心功能最基本和简单的方法。如患者安静，血压正常，四肢末端温暖，指（趾）甲床色泽红润，脉搏有力，尿量可或多，表明循环灌注与心功能良好。

表 15-1　患者血流动力学参数正常值/术后可接受的范围

测定项目	正常值/范围
收缩压（SP）	90 ~ 140 mmHg
舒张压（DP）	60 ~ 90 mmHg
平均动脉压（MAP）	70 ~ 105 mmHg
中心静脉压（CVP）	3 ~ 8 mmHg
混合静脉血氧饱和度（S$\bar{\text{v}}$O$_2$）	>60%
中心静脉血氧饱和度（ScvO$_2$）	>70%
肺动脉压（SP/DP）	(15 ~ 30)/(6 ~ 12) mmHg
肺动脉楔压（PAWP）	4 ~ 12 mmHg
心排血量（CO）	4 ~ 8 L/min
心脏指数（CI）	2.2 ~ 2.5 L/(min · m^2)
全身血管阻力（SVR）	70 ~ 1 500 dyn · s/cm^5

注：上表为成人数值，小儿数值可有变化。

❤️ **重要提示**

　　肺动脉漂浮导管对多数患者意义不大，因此不再作为常规监测手段。但其对某些高危人群如血流动力学极不稳定的患者可能有用。虽然其他一些设备可用于测定 CO，而通过肺动脉监测管的热稀释法测定 CO 仍然是金标准的测量方法。

通过床边心电监护仪对术后患者持续 24 h 监测,观察心率、心律、QRS 波幅和 ST 段变化,能及时发现各种心律失常、心肌缺血;术后 12 导联心电图常用于评估缺血、传导阻滞问题。新出现的 Q 波与较高的死亡风险密切相关,尤值得高度关注。

多数患者术后常规安置心外膜起搏导线以作为备用。入室后需要检查导线与起搏器连接后的功能状况,将起搏器调设在 DDD 模式下,使起搏频率高于患者自主心率,然后调高输出功率(毫安值),直到在监测器上看到起搏峰值和节拍。这表明心外膜起搏导线功能正常。如果患者进入之前已经启用起搏器,也应对设置进行重新评估和校对(表 15-2)。

表 15-2　起搏器设置与代码

位置 1 起搏腔	位置 2 感应腔	位置 3 应答反应
A-心房	A-心房	I-抑制
V-心室	V-心室	T-触发
D-双腔(心房+心室)	D-双腔(心房+心室)	D-双重(抑制+触发)
O-无	O-无	O-无

2. 呼吸系统功能监测与评估　　简单、仔细的床旁监测极为实用和有效,包括呼吸频率、胸廓运动幅度与对称性,以及呼吸音听诊等。两次大幅度挪动患者致气管插管有无变更,其他管道位置、胸部、肺脏和心脏情况,均可通过床边常规胸部 X 射线摄片获取重要信息。

胸管有时置入心包腔、纵隔内,有时放在胸膜腔,其引流畅通与否、引流量、颜色变化,以及各管引流量多少等,应当定时监测与记录。这是监护护士具体又细致的工作。

动脉血气分析通常作为评估呼吸功能总指标，反映肺组织氧合与通气情况，见表15-3。

表15-3 动脉血气分析的正常值与临床意义

项目（参数）	正常值（参考范围）	临床意义
酸碱度（pH）	7.35~7.45	<7.35 为酸血症，>7.45 为碱血症，但 pH 值正常并不完全排除酸碱失衡
动脉血氧分压（PaO_2）	80~100 mmHg	<65 mmHg 为低氧血症，反映换气功能和氧合状况
动脉血二氧化碳分压（$PaCO_2$）	35~45 mmHg	>45 mmHg 通气不足，<30 mmHg 通气过度，反映通气功能
动脉血氧饱和度（SaO_2）	95%~100%	反映血红蛋白氧含量与能结合的氧总量的百分比
实际碳酸氢根（AB）	21.4~27.3 mmol/L	AB 和 SB 是体内代谢性指标，两者皆正常示酸碱平衡正常，皆低示代酸，皆高示代碱（AB>SB 为呼酸，否则为呼碱）
标准碳酸氢根（SB）	21.3~24.8 mmol/L	
碱剩余（BE）	-3~+3 mmol/L	碱剩余为代碱，碱缺乏为代酸（不受呼吸影响）
二氧化碳总量（TCO_2）	24~32 mmol/L	代酸时明显下降，代碱时明显上升
阴离子隙（AG）	8~16 mmol/L	为早期出现混合性酸碱失衡指标

注：代酸为代谢性酸中毒，代碱为代谢性碱中毒，呼酸为呼吸性酸中毒，呼碱为呼吸性碱中毒（以上为成人参考值，高龄和低龄者有变化）。

PaO$_2$是反映肺换气功能和血氧水平的灵敏指标，PaCO$_2$是监测肺通气功能的重要指标(因CO$_2$弥散力强，动脉血中与肺泡内CO$_2$浓度几无差别)。通常PaO$_2$<60 mmHg、PaCO$_2$>50 mmHg诊断为呼吸衰竭。

另外，广泛应用无创经皮动脉血氧饱和度(SpO$_2$)，由于其与动脉血氧饱和度(SaO$_2$)高度相关性，可即时评价患者的组织氧合功能，尽早发现低氧血症。

3.神经系统功能监测与评估　神经系统评估仍以观察和神经学检查为重要手段。体外循环心脏术后尤其是中老年并存其他病症的患者，神经系统功能障碍发生率较高。其主要原因是缺血和缺氧。针对术后患者进行神经系统功能监测与评估，早发现和早干预/治疗，使围手术期脑功能受损最小化，改善预后。

对气管插管和(或)镇静的患者尽快完成神经系统评估，包括判断意识状态，见表15-4。同时观察瞳孔大小、对光反射、肌张力检查和病理反射等。

表15-4　意识状态传统分级与表现

分级	表现
Ⅰ级	清醒,完全正常,包括对各种反应、认知功能
Ⅱ级	嗜睡,可唤醒,能正常回答问题,无外界刺激易入睡
Ⅲ级	意识模糊、混乱、谵妄、烦躁,对刺激有反应,昏睡或浅昏迷状态
Ⅳ级	昏迷,基本生理反射存在,对外界无反应

目前判断患者意识情况也常用格拉斯哥昏迷

评分(GCS)法衡量,较为客观;分值越高,提示意识状态越好,见表 15-5。

表 15-5　格拉斯哥昏迷评分(GCS)

评分	运动反应	语言反应	睁眼反应
6	能按指令运动		
5	对疼痛能定位	应答正常	
4	对刺痛能躲闪	应答错误	自主睁眼
3	刺痛时肢体屈曲	言语错误、不成句	呼唤睁眼
2	刺痛时肢体过伸	言语不清、难辨	刺痛睁眼
1	无动作	不能言语	不能睁眼

如果检查提示脑功能受损的神经系统症状,需要推出 ICU 进行脑 CT、脑电图和脑磁共振检查,以期早做出甄别与诊断,并给予处理。

4.肝肾功能监测与评估　体外循环心脏术后、低温、低心排血量、麻醉和手术各种药物等对肝肾功能造成损害或影响,特别是术前已存在肝肾功能异常者。

信息速览

GCS 最高得分为 15 分,最低得分为 3 分;分值越低,病情越重。通常情况下,8 分或以上者,恢复的可能性较大;7 分以下预后一般较差;3～5 分,伴有脑干反射消失的患者潜在死亡风险大。

术后肾功能监测从尿量及血液、尿液生化指标着手。尿量不仅能反映肾脏灌注和功能,同时也是反映心排血量和组织灌注是否良好的指标。因此,动态持续监测术后尿量多少意义重大。少尿见于肾前性和肾性因素,如血容量不足、肾功能不全;多尿见于术后初期因血液稀释而排出较多低比重尿、肾小管重吸收功能障碍等。

尿液颜色变化、常规尿液分析(如血尿、血红蛋白、透明管型或细胞管型)和尿蛋白系列检查,能够提示肾内损害和肾外因素。

❤️ **重要提示**

护士要及时记录每小时尿量、观察尿液颜色等;尿量偏少或特别多,尿色呈酱油色、血红蛋白尿时,须警惕急性肾小管坏死、肾衰竭。通知医生并遵医嘱治疗。

血尿素氮(BUN)、血肌酐(Cr)是监测肾功能主要的但却是晚期指标。这是因为人体的代谢产物尿素、内生肌酐主要通过肾小球滤过排出,只有当它们清除率分别下降至50%和33%以下时,才会逐渐或明显升高,因此不能作为肾功能损害的早期指标。胱抑素C(Cys-C)是较Cr更敏感的肾小球滤过率指标。

肌酐清除率(CCr)是肾脏清除体内肌酐的能力,其临床意义见知识栏15.1。肾功能不全时,由肾小球滤过血液的肌酐量减少,尿液肌酐量(U-Cr)也降低;CCr可早期预判肾功能有无损害以及受损程度,其正常值为80~120 ml/min。

📖 **知识栏15.1**
肌酐清除率(CCr)的临床意义

CCr计算公式:尿肌酐(μmol/L)×尿量(ml/min)/血肌酐(μmol/L)×1 440。

CCr的临床意义:<80 ml/min提示肾小球滤过功能减退;50~70 ml/min提示轻度肾损害;30~50 ml/min提示中度肾损害;<30 ml/min提示重度肾损害;而<10 ml/min则为终末期肾衰竭,需要替代治疗。

心脏手术后通过肝功能检测可确定肝功能障碍与否。肝脏是胆红素代谢的重要器官,肝细胞受损后血清胆红素增高,血清转氨酶上升;肝脏同时也是合成蛋白、凝血酶原和纤维蛋白原等多种凝血因子的场所。当肝脏受损时出现凝血障碍,凝血酶原时间(PT)延长,国际标准化比值(INR)增高,出血加重,以及发生低蛋白血症。

🛏 临床警示!

血清转氨酶(GPT、GOT、r-GT)急剧升高,反映肝细胞大量损伤;黄疸短期内迅速加深、胆红素显著升高,而出现 GPT、GOT 下降,呈现胆酶分离现象,表明大量肝细胞坏死,病情极度恶化。

术后保护肝肾功能的重点是纠治低心排血量和低氧血症,有效扩张周围血管,确保良好的组织灌注,同时保护性地对症治疗。

三、心血管手术后 ICU 监护管理与流程

心血管手术后患者进入 ICU,医护人员在接受、评估的同时,便开始有序地实施常规的监管、治疗和护理流程。此后,根据病情需要做出相关调整与变更,详见表 15-6。

表 15-6 术后监测/检查项目及其变化

项目(内容)	监测状况	病情稳定、正常	病情加重、波动
心电等多功能视频显示	24 h 持续监测		
有创动脉压	至少 24 h 监测	−	+

项目(内容)	监测状况	病情稳定、正常	病情加重、波动
中心静脉压	24 h 常规实时监测	−	+
肺动脉楔压	根据病情多在术前植入 S-G 管		
体温	24 h 常规监测(4 h 一次)	−	+
心电图	至少每日 1~2 次(有异常时及时并及早检查)	−	+
X 射线片	术后当天、次日各 1 次(后根据病情而定)		
心肌酶、cTn	心电图疑诊心肌供血不足,CABG 术后(cTn 升高 100 倍有意义,升高 400 倍提示心肌梗死)		
血常规、生化电解质	每日 3 次	−	+
血气、生化电解质	至少每日 2 次	−	+
尿常规	每日 1 次(根据病情而定)		
床旁超声	术前与术后对比,根据病情而定		
细菌培养	气管插管、尿管、中心静脉管和引流管置管时间长,痰液、血液、尿液、导管尖端和伤口分泌物细菌培养		

项目(内容)	监测状况	病情稳定、正常	病情加重、波动
物理检查	每班医生必查内容（包括一般状况、神志、神经系统、末梢灌注、切口与引流状况、心肺功能、肝肾功能及胃肠道功能等）	–	+

注:"–"表示缩短时间、减少频次或撤出;"+"表示延长时间、增加次数或持续保留。

（师 桃 王 娟 杨小红 徐 迪）

第十六章 | 术后一般监护与管理

患者由手术室转入 ICU 安置、交接和评估完毕的同时,通知放射科床边摄片,记录各种监测数据,抽取动脉血气,即开始其他细节性具体工作。

一、体温监测与管理

通过中心和(或)外周温度监测体温,最常用肛温法、腋温法,两者相差 $0.5 \sim 1.0$ ℃。大多数体外循环手术是在中、浅低温下进行,大血管或夹层手术有时还追用深低温,婴幼儿体温中枢发育不全,输入冷库血(浆)及液体,以及外界环境因素影响,都可以导致患者复温后体温再度变化。体温过低对机体会产生不良影响。

知识栏 16.1

低温的不良后果

1. 增加体循环阻力、肺循环阻力,血压升高,增加出血风险。

2. 抑制血小板功能和凝血酶活性,凝血功能失衡。

3. 引起寒战,增加机体氧耗量,移植物痉挛。

4. 增加血红蛋白与氧亲和力,氧释放受阻。

5. 药物代谢改变,麻醉苏醒抑制,延长通气时间。

6. 引发心律失常、心动过速等。

体温升高可由创伤后炎症和正常反应、输注血制品发热反应、药物热、感染性发热等因素所引起。

高热可导致外周阻力下降、血压降低、心率加快,增加心脏做功和心肌耗氧量。

体温异常的管理:<36 ℃时采取保温措施,包括调高室温、使用加温毯、小儿用开放式暖箱及输注液体或血制品时预热等。高热时以物理降温为主,药物疗法为辅,使用冰袋、冰帽(毛巾包裹后),或酒精擦浴,或变温毯降温;有时口服或直肠给予降温制剂。

二、管道监测与管理

1. 测压管与静脉管路　动脉、静脉测压管持续微量输液泵肝素液冲洗,以防止管腔血栓形成和管路堵塞。右心测压管可作为临时输液、给药通道;动脉测压管真实地监测与记录外周和中心血压,同时可及时抽取血液标本。定期留置、维护和妥善固定测压管,清洁消毒,为监测与治疗提供极大便利与条件。

2. 胸腔引流管　心脏术毕常规放置部位和型号恰当的纵隔、心包和(或)胸腔引流管。引流管连接引流瓶,大多与低负压吸引器相连,经常挤压管道和保持通畅,以单位小时记录引流量,同时注意其引流量变化与颜色。

3. 导尿管　为准确记录单位小时尿量所必用,同时观察颜色和检测。尿量的监测为指导治疗、判断肾功能状况和维持体液平衡至关重要。危重患者通常置管时间稍长,一般患者较早拔管。

4. 胃管　对相当部分患者术中即置入胃管,除了起到胃肠减压、防止胃液反流作用外,对正压通气导致胃肠胀气和作为营养与给药管路也极有裨益。呼吸机撤离后可拔除经鼻胃管。

三、液体与电解质平衡管理

根据术中记录的出入量和术后初期的体液量评估,以确定患者血容量状态。整个体外循环过程应该是非正常状态下水、电解质重新分布与暂时平衡的阶段。由于血液稀释,血管通透性增加,血浆胶体渗透压降低、各种激素内分泌系统激活等,术后维持围手术期液体与电解质正常,保证有效循环血量与心脏功能相匹配是体液管理的重要环节。

通过掌握失血量、尿量、引流量,以及出汗和环境温度隐性丢失等,预估组织间隙水分转移与水肿;连续监测 CVP、SV、CO 和 BP;定期测定电解质;并根据心、肾功能情况适时地补充液体和电解质,注重动态化与个体化管理。

🔳 信息速览

成人术后输液量为 2 ml/(kg·h),以晶体液为主;对于低血容量的扩容治疗,主张晶体和胶体联合使用,血细胞比容(HCT)<30% 时输入红细胞,术后低钾血症更常见,如血 K^+<3.5 mmol/L 需及时补充钾离子,兼顾钙、镁离子补充。

术后 48 h 未能脱离呼吸机的患者,可给予肠内营养或肠外营养液。营养支持是促进术后患者恢复的重要举措之一。

四、术后镇静与镇痛管理

术后合理的镇静与镇痛对减轻或消除患者疼痛和不适,降低交感神经系统兴奋和应激反应,协调机械通气时人机同步,维持血流动力学稳定,消除焦虑、躁动,避免意外拔除各个插管,以及降低患者代谢率和氧耗量都有重要意义。

麻醉后阶段患者逐渐苏醒，假如能早期拔除气管插管，可以酌情使用短效类镇静镇痛药，如丙泊酚、地西泮、曲马多、芬太尼等；而因病情需延长通气支持时应泵入长效镇静剂，如地西泮。

💕 重要提示

血容量正常时，治疗剂量的镇静镇痛药物如吗啡、地西泮对心血管系统多无影响，而对低血容量患者则会产生低血压。持续静脉泵入较反复注射用药量小且对血流动力学影响也小。

非必要时，不应用大剂量或抑制呼吸的镇静镇痛药物，根据 Ramsay 镇静评分标准（表16-1），适度掌握镇静深浅，防止过浅或过深。对呼吸机通气支持的患者尽早终止镇静剂，有助于减少呼吸机依赖。

同样，对于不能言语表达、小儿、重症还需气管插管或气管切开的患者，可使用行为疼痛量表（BPS）（表16-2），评估患者的不适与疼痛，用于国内危重患者疼痛评估具有较好信效度。现多使用镇痛泵，自控镇痛是一个很好的选择。

表16-1　Ramsay 镇静评分标准

分值	镇静状态	深度判断
1	焦虑、不安或烦躁	过浅
2	合作、安静，定向力好	适当
3	只对指令有反应	适当
4	入睡，对刺激反应灵敏	适当
5	入睡，对刺激反应迟缓	深
6	入睡，对刺激无反应，唤不醒	过深

表 16-2　行为疼痛量表(分值高,程度重)

项目	1分	2分	3分	4分
面部表情	放松	部分紧张	完全紧张	痛苦、扭曲
上肢运动	无活动	部分屈曲	肢体、手指完全屈曲	完全回缩
通气依从性(插管)	完全能耐受	呛咳、大部分可耐受	对抗呼吸机	不能控制通气
发声(非插管)	无疼痛相关发音	呻吟,<3 次/min,3 s 以下	呻吟,>3 次/min,3 s 以上	哀嚎、屏息动作

❤️ **重要提示**

心脏手术后疼痛常常被忽略,得不到充分治疗,适当地处理疼痛对于改善呼吸功能、防止肺部并发症和减少谵妄是十分重要的。

五、抗生素治疗与预防使用

除了术前已存在细菌性感染外,绝大多数的心脏手术都属于清洁性大手术。由于手术时间长、创伤大,因此,需预防性应用抗生素。原则上选择相对广谱、疗效肯定和安全的药物,并掌握给药时机与剂量。

知识栏 16.1

抗生素用药须知

皮肤切开前30 min 给予抗生素;体外循环预冲液中追加药物;手术延长至抗菌药物两个半衰期可补充一次剂量,必要时还可使用第 3 次。围手术期总预防用药时间少于 3~4 d。

抗生素治疗性应用应遵循其使用指南与原则，进行合理有效与足够疗程以及临床严密观察与诊查手段相协同的系统抗感染治疗。

六、血流动力学管理

维持适当的心排血量，保证血流动力学稳定，对实现患者氧供需平衡和改善预后至关重要。心排血量取决于心脏前、后负荷，心肌收缩力，以及心率和心律因素。药物和液体输注用于增加前负荷和改善心排血量，也可能增加后负荷，从而减少心排血量；减轻心脏压力（即后负荷）、增加心排血量的药物，也可能减少了前负荷，引起心排血量降低；增强心肌收缩力的药物同时会增加心脏后负荷。因此，在这些要素之间需要进行平衡与调整。

1. 心脏前负荷　前负荷是回流到左或右心室的血容量，即心室舒张末容积。前负荷决定收缩前心肌纤维的拉伸长度，静脉回心血量增多时心脏前负荷增大，心排血量亦增加。因此，静脉回心血量是提高心排血量的先决条件。

信息速览

心脏手术可能因血管扩张、出血、第三间隙液体丢失等，造成左心室前负荷减少。而左心室前负荷减少常是术后初期心排血量减少的最主要原因。因而，通常应用适量的液体或胶体进行液体复苏。

如果补充血容量和控制出血等措施不能增加前负荷和改善心排血量，则可能需使用血管活性药，常用的增加心肌收缩力和血管升压药见表16-3。

表 16-3　心脏术后常用于优化心排血量的药物及作用

药名	剂量	作用	不良反应	注意事项
多巴胺	小剂量：1 ~ 2 μg/(kg · min)	兴奋多巴胺受体，肾、肠系膜、脑和冠状动脉血管扩张	随着剂量增加而心率增快，加大氧需求，减少肾灌注	临床推荐剂量：2 ~ 10 μg/(kg · min)，常与多巴酚丁胺合用治疗低心排血量综合征（LCOS），效果优
	中剂量：5 ~ 10 μg/(kg · min)	兴奋 β_1 受体，增强心肌收缩力		
	大剂量：10 ~ 20 μg/(kg · min)	兴奋 α、β_1 受体，肺和周围血管收缩，外周和肺血管阻力增加		
肾上腺素（副肾素）	0.05 ~ 0.1 μg/(kg · min)	兴奋 β_1 和 β_2 受体，增强心肌收缩力，增加心率		应用其他药物治疗 LCOS 效果不佳时，选用肾上腺素有良好效果

药名	剂量	作用	不良反应	注意事项
肾上腺素（副肾素）	>1 μg/（kg·min）	主要兴奋 α 受体，血管收缩，组织灌注少	心动过速，组织缺血，代谢性酸中毒，高血糖	避免剂量过大
去甲肾上腺素（正肾素）	0.5~10 μg/（kg·min）	强烈兴奋 α 受体，可使血管收缩，血压升高，同时也兴奋 β 受体	增加心肌氧耗量和负荷，引起组织灌注不足	高血压、糖尿病、甲状腺功能亢进等患者慎用；防止外渗，以免组织缺血坏死
多巴酚丁胺	2~20 μg/（kg·min）	兴奋 β_1 受体，增强心肌收缩力，扩张血管	低血压、心动过速、心肌缺血	心排血量边缘状态和外周阻力稍高的患者使用最有效
米力农	负荷量：50 μg/kg，0.375~0.75 μg/（kg·min）	磷酸二酯酶抑制剂，升高细胞内 cAMP 和 Ca^{2+} 内流，产生正性肌力作用，并扩张血管	低血压、心动过速	通常应用 2~3 d，长期应用者病死率高

续表 16-3

药名	剂量	作用	不良反应	注意事项
异丙肾上腺素	0.5 ~ 2 μg/(kg·min)	强烈兴奋 β_1、β_2 受体，几乎无兴奋 α 受体作用，增强心肌收缩力，增快心率，扩张血管	心动过速，低血压，致命室性心律失常	不考虑心肌缺血、心肌肥厚者使用
钙剂	10% 氯化钙 0.5 ~ 1 mg/min 或20 mg/（kg·次）缓慢注射	增强心肌收缩力	心律失常、胃肠道不适	低钙血症时补充，可重复给药
左西孟旦	负荷量：6 ~ 12 μg/（kg·min 缓慢注射，而后 0.1 μg/(kg·min) 泵入	钙离子增敏剂，增强心肌收缩力	头痛、心动过速和血压降低、低钾血症等	传统治疗心功能衰竭不佳时选用，肾功不全者禁用
肼屈嗪	5 ~ 20 mg 静脉注射	α 受体阻断剂，直接扩张血管（动脉为主）	心绞痛、心肌梗死发作	肾性高血压使用较优

129

药名	剂量	作用	不良反应	注意事项
硝酸甘油	5 μg/min 注射,之后每分钟递增 5 μg 滴注	扩张血管和冠状动脉(静脉注射效果更佳),改善肺充血,降低心肌耗氧量	低血压、心动过速、头痛等	血容量不足、青光眼和贫血者禁用,禁止与西地那非合用,适用于急性冠脉综合征者
硝普钠	0.3~10 μg/(kg·min)	扩张血管(动静脉较均衡)	严重低血压,长期使用氰化物中毒,有冠状动脉窃血现象	低血压及尿闭禁用,滴注应避光,4 h 后更换;急性冠脉综合征禁用
胺碘酮	负荷量:150 mg 静脉注射 10 min,1 mg/min 持续滴注 6 h 后改为 0.5 mg/min;可以口服替换	抗心律失常	心动过缓、低血压 A-V 传导阻滞,甲状腺功能亢进或低下等	病窦综合征、二度 A-V 传导阻滞、甲状腺功能异常者禁用

2. 心脏后负荷　后负荷是将血液由心室输出所克服的阻力,后负荷增高时心脏氧耗增加,组织灌

注不足和每搏输出量下降,从而引起代谢性酸中毒。由于后负荷增高常由体温过低、缩血管药物、疼痛和高血压引起,因而可通过复温、使用血管扩张药和镇痛等措施降低心脏后负荷。血管扩张药硝酸甘油(静脉作用更大)多用于CABG术后,肼屈嗪(优先扩张小动脉)常用于肾性高血压者,有关药物信息参考《中华人民共和国药典》及表16-3。

💗 **重要提示**

通过监测血流动力学参数,发现后负荷增高原因,并及时应用适当的药物和措施减轻后负荷、增加心排血量;在前负荷理想状态时仍存在低心排血量,应考虑后负荷因素。

3.心肌收缩力 是指心肌纤维收缩强度和速率的一种内在特性与能力。在优化的前、后负荷状态下,心肌收缩力增强,则每搏输出量相应增加,心排血量改善。

用于心脏术后的一线强心药,包括多巴酚丁胺、米力农,以及多巴胺和肾上腺素等。诸如此类的血管活性药物对于其剂量的掌握十分重要(表16-3)。

🛏 **临床警示!**

如果调整心肌前、后负荷达到较为理想状态,但心排血量仍然偏低,则使用增强心肌收缩力药物十分重要。使用儿茶酚胺类药物浓度与剂量不同,其影响作用和效果不同。

调控血管活性药物,将其增强心肌收缩力和扩张血管有机地统一发挥作用,达到最佳的心排血量,是ICU医护人员所要倾注的智慧。

4.心律失常 术后心律失常常见原因是缺血、

电解质紊乱和低氧血症等。心动过速、过缓以及心房颤动等均可导致心排血量减少10%以上，对于致命性室性心律失常须给予药物、电复率等治疗手段，尽快恢复正常窦性心律。

💗 **重要提示**

ICU医生和护士通过多功能监视屏快速识别和尽快治疗心律失常，维持血液电解质平衡，保持血清钾4～5 mmol/L，血清镁2 mmol/L以上；及时应用胺碘酮联合电复律，纠治心律失常伴有的血流动力学异常是刻不容缓的主要措施。

七、呼吸道管理

心脏、大血管手术后机械通气是帮助患者尽快恢复心肺功能的有效工具，也是ICU工作的中心内容。经口或鼻气管插管各有利弊，详见表16-4，但呼吸道管理的重要性是一致的。

表16-4　不同径路气管插管的优、缺点

径路	优点	缺点
经鼻	刺激小、易耐受，不易脱管、移位，便于口腔护理	易引起鼻出血
经口	插管方便，直径可大，便于气道吸引	刺激大，分泌物多，难耐受

部分心脏手术尤其是非体外循环下手术患者可能较早拔除气管插管。然而，绝大多数患者由于麻醉药、肌肉松弛剂作用尚未消除，仍处于麻醉未清醒状态，到达ICU时都需要使用呼吸机支持，但目标是适时地拔管，恢复自主呼吸。心脏术后4～12 h内拔管可减少呼吸道并发症。如果逾期不能

拔管,预示着存在呼吸功能异常和预后不良。

通常监护室采用同步间歇指令通气(SIMV)或辅助/控制(A/C)通气模式。近来新型通气模式如压力调节容量控制(PRVC)等应用于临床。这些均有利于气体在肺内均衡分布,减少气压伤,防止人机对抗,提高心排血量等,提高通气有效性和安全性。

信息速览

呼吸支持参数:容量模式时潮气量 8 ~ 10 ml/kg,压力模式时吸气压 10 ~ 20 cmH_2O;成人呼吸频率 12 ~ 20 次/min,小儿呼吸频率 16 ~ 35 次/min;FiO_2 40%;呼气末正压通气(PEEP)3 ~ 5 cmH_2O;吸呼比(1∶2.0) ~ (1∶1.5);压力支持 5 ~ 7 cmH_2O。

机械通气过程中常规地充分给予吸入气体湿化、加温(37 ℃)和过滤,并定期吸引、清理呼吸道,根据血气分析调整呼吸参数。无菌操作、规范化吸痰和体疗十分重要。

知识栏 16.2

机械通气脱机、拔除气管插管指征

(1)神志清楚,对言语指令反应准确;运动、感觉和肌力正常。

(2)血流动力学稳定,四肢末梢温暖,无恶性心律失常,及时应用小剂量血管活性药物。

(3)自主呼吸平稳,咳嗽反射良好。

(4)X 射线胸片肺野清晰,胸腔积液少。

(5)无活动性出血,1 ~ 2 ml/(kg·h),尿量可。

(6)血气分析结果正常:$FiO_2 \leq 40\%$ 时,$PaO_2 > 60$ mmHg,$PaCO_2 < 45$ mmHg,pH 值 7.35 ~ 7.45。

❤ 重要提示 ▸

1. 拔管前充分吸痰,清理插管深浅部位分泌物。拔管后,给予面罩湿化吸氧、雾化吸入,并通过物理疗法、咳嗽和叩背等,有效地排出气道下段痰液。

2. 只有充分镇痛,才能保证既不影响呼吸频率与深度,又不因疼痛而导致惧怕咳嗽,从而改善自主呼吸。

3. 关注有无插管尤其是长时间置管的并发症,如声门水肿、喉或支气管痉挛及通气不足等现象,并采取对症或相应处理措施。

4. 监测呼吸、循环和血气指标情况,病情允许时进行床上和下床活动,功能锻炼十分重要。

虽然依据撤机标准与指征考虑并执行脱机和拔管,通常都经过一个预脱机观察的过渡阶段,包括 SIMV(逐步下调呼吸参数)、T 形管连接吸氧或压力支持给氧(逐步减少压力)等,使患者逐渐获得呼吸肌锻炼和适应自主呼吸,以免再次插管。

即使上述指标满意,过渡顺畅,拔管前后需要做好其相关处理,并随时准备可能再次插管。因为拔管后最初数小时是呼吸与病情变化的窗口期。

一旦患者发生呼吸浅表、急促,咳嗽、咳痰、乏力,双肺广泛闻及湿啰音,需要立刻重新气管插管/造口,绝不能因观察而延误时机。

🛏 临床警示! ▸

患者呼吸困难、费力,咳嗽无力,肌力差,双肺布满干湿啰音及哮鸣音,心率增快,动脉血气分析结果明显异常等,是再次插管的指征。

(师 桃 杨小红 王飞扬 任雪兰)

第十七章 | 术后早期常见并发症

　　心脏外科技术与设备的更新和进展,让许多患者获益匪浅。有部分患者在 ICU 停留短时间即可进入普通病房,甚至可出院,返回家里康复治疗。但仍有不少重症患者,特别是他们年龄越来越大,常伴存其他病症和危险因素,增加了术后并发症的风险。ICU 医生和护士须密切观察和监护,及时发现和治疗患者术后并发症。现将术后常见的早期并发症概述如下。

一、低心排血量综合征

　　心排血量是每搏输出量与心率的乘积,而每搏输出量又取决于心脏前后负荷、心肌收缩力等因素(详见第十六章相关内容)。前负荷减少和心肌收缩力减弱是心脏手术后低心排血量综合征(LOCS)的最常见原因,其次有手术矫正不完善、后负荷增加以及心律失常等因素。

> **信息速览**
>
> 　　患者心率、血压、尿量和组织灌注状况,体循环和肺循环淤血症状,以及实验室检查[血乳酸、脑钠肽(BNP)、血气和心肌肌钙蛋白 I(cTnI)等]与血流动力学指标是评估和诊断 LOCS 最基本的内容。

　　LOCS 可能是单一也可能是综合因素所造成的。当心排血量较低时,首先考虑和解决的问题是前负荷,通过中心静脉压(CVP)或肺动脉楔压(PAWP)测定提供相关信息,其次优化后负荷、心率和心律,然后再使用影响心肌收缩力的药物,改善心排血量。

💗 **重要提示**

心排血量降低是术后早期主要的问题,识别 LOCS 并妥善给予处理,维持足够的心排血量,以减少脏器功能衰竭和其他并发症。

二、出血与心脏压塞

心脏手术由于肝素抗凝、低温、血小板功能障碍和心肺转流导致凝血因子损耗,以及止血不彻底、肝素反跳和血压剧烈波动等因素,术后发生外科性和非外科性出血。出血越多,对前负荷影响越大,严重时导致低血压和心排血量降低。出血多时势必要输注更多的血液制品。而术中、术后输注越多的红细胞,直接关乎预后、感染和死亡发生率。

💗 **重要提示**

由于心脏手术存在诸多引起出血的因素,而过多出血和输血均可产生严重并发症。因此,重在预防出血的措施,包括术前有期限地停用抗凝治疗,术中仔细和充分给予外科止血,围手术期补充血小板、凝血因子,术后维持血压平衡和体温正常等。

术后密切监测单位时间内胸腔积液量。关键是要判断胸腔积液或出血多源自何种原因,到底是什么类型出血,针对原因采取措施。非外科性出血大多相对缓慢,引流均衡,血流动力学起伏不大。而外科性出血要么引流量多,要么突然明显地变少甚至停止。有时伴有血压突然增高或剧烈躁动过程,血流动力学极不稳定,血压下降、心率增快、CVP 升高、血脉压变小等。患者出现凝血功能异常,ACT 和 HCT 监测、血常规动态结果和床边影像学检查等,均有助于确诊并提供治疗指导意见。

临床警示!

　　胸腔积液或出血短时间内明显增多或者突然减少,出现低心排血量状态,血流动力学不稳定(对血管活性药物不敏感)等,需考虑外科性出血或心脏压塞。外科性出血仅仅使用止血剂、输注血液制品的效果很差,且往往延误手术治疗与抢救时机。

三、肺部并发症与低氧血症

　　术前已经存在的许多因素包括既往吸烟史、慢性阻塞性肺疾病(COPD)、慢性心力衰竭、老年患者(>65 岁)、糖尿病、肺部及胸腔其他病变(肺不张、肺水肿、胸腔积液)等增加了肺部并发症风险。手术相关技术如深低温停循环、肺组织有意识地萎陷、术中麻醉通气或膨肺不全、体外循环引发的急性肺损伤(灌注肺)等也是肺部并发症的潜在性危险因素。

　　1. 肺不张　　通常是下叶肺不张,常发生于左肺下叶。肺不张与肺表面活性物质丧失殆尽,肺顺应性下降、肺功能减退和部分肺损伤相关,也与手术有意塌陷肺组织、开放气道及肺复张不全有关。

　　2. 胸腔积液　　心脏术后胸腔积液极为常见,也多见于左侧胸膜腔,有时双侧均有。术前胸腔积液与慢性心功能不全、低蛋白血症,以及疾病性质、损及胸膜有关(譬如急慢性主动脉夹层)。术中切开胸膜、肺组织萎陷以及体外循环手术增加毛细血管通透性均可导致胸腔积液。

3. 气胸　心脏术后气胸可能由损伤纵隔胸膜或胸膜顶（中心静脉穿刺时），或者是自发性肺大疱破裂（机械通气作用下）而引起。胸骨正中和微创侧开胸、获取乳内动脉过程中"正常性"打开胸膜腔，术中膨胀肺泡不全或关胸时存留气体，术后胸膜腔置管位置低，以引流积液为主，残存气胸。

肺不张、胸腔积液和气胸在心脏术后患者中较为常见，量少时不易被识别。机械通气支持下，脉搏血氧和动脉血气数据常不受影响；患者平卧体位下，床边胸部 X 射线检查有时显示不清。只有在严重肺不张、大量胸腔积液和张力性气胸时，才会发生氧饱和度降低、低氧血症。半卧位 X 射线胸片可明确提示胸腔或肺部病症。然而，在此之前，体格检查和肺部听诊时，常常较早发现肺底部呼吸音减弱或消失；张力性气胸时会产生皮下气肿、握雪感等体征。

重新复张萎陷的肺组织，恢复肺泡气体交换与氧合功能，不仅有利于尽早脱机，实现自主呼吸正常功能，而且避免感染等系统并发症。血流动力学稳定时，变换体位、拍背，采取物理疗法，及时清理气道分泌物、痰栓或血块。必要时在纤维支气管镜检下吸引、灌洗；患者清醒后在充分控制疼痛的状态下，鼓励深呼吸、咳嗽、早期下床活动对于肺复张十分重要。胸腔积液量多或引流不畅时可能需要穿刺抽吸或重新置管引流。胸管畅通，连接负压吸引，对引流胸腔积液与气胸均有效；而张力性气胸时通常在锁骨中线第二肋间置入排气细管或针头减压。

几乎所有的心脏术后患者均有一定程度的肺不张、胸腔积液，ICU医生和护士指导和鼓励患者进行必要的深呼吸、咳嗽对肺充气和扩张起着关键作用；选择合适PEEP参数、有效地控制疼痛、尽早地下床活动，均有助于肺泡与肺复张，以及胸液引流。

4. 机械通气支持延期 心脏术后各种因素导致循环系统、神经系统、肾以及其他脏器功能障碍时，不能如期脱机拔管，需要较长时间的机械通气。延期通气支持反过来引发其他并发症如呼吸机相关性肺炎（VAP）、压疮、深静脉血栓和呼吸机依赖等。除了围手术期积极改善心和肾功能、优化血流动力学外，确定脱机失败的原因很重要。

如果患者短期内（大约1周）不能脱离呼吸机，应当考虑气管造口或切开术。ICU医生与护士对需要延期滞留在ICU机械通气的患者进行各种并发症的预防将发挥重大作用，包括口腔护理、身体创面清洁消毒；翻身和防止压疮，促进下肢血液循环，防止静脉血栓和肺栓塞发生；通过与患者及家人沟通，提供病情准确的信息和必要的心理疏导等。

在ICU，对有些患者不能正常拔除气管插管或者拔管后因某种因素又造成呼吸困难者，常常需要气管切开术。气管切开或造口术既是救急措施也是治疗手段。

现行经皮穿刺气管套管包适用于各种因素导致患者自身不能保持气道通畅和痰液清除；呼吸功能不全者仍需要人工呼吸支持，并且短时内呼吸功能恢复的可能性小。

此外,通过套管吸痰、雾化等操作较为方便和有效,在舒适度与耐受性上较气管插管也有所提高。即使因病情需要长期置入气管套管,也不至于严重影响患者日常生活质量,如语言沟通、正常进食等。

5.急性肺损伤　心脏术后急性肺损伤(ALI)是全身炎症和应激反应在肺部表现的一种综合征。既往曾有心脏手术史、休克和接受大量血液制品的患者具有较高的风险,体外循环也起着激发性作用。此症在严重、广泛的急性主动脉夹层术后较常见。

ALI 表现为呼吸音微弱或湿啰音,即使高流量和高浓度给予氧气也难以摆脱低氧血症的窘境;气道内有来自深部的渗漏液体;X 射线胸片上呈现渗液浸润肺组织的特征性"白色"改变,表现为急性呼吸窘迫综合征(ARDS)的极端形式。

🛏️ 临床警示!

急性肺损伤(ALI)尤其是 ARDS 治疗上极为困难,是心脏术后少见而又严重的并发症之一,死亡率高。

病因治疗是 ALI 能够治愈的基础,呼吸支持是重要且有效的基本手段,PEEP 在机械通气治疗中具有举足轻重的优势与作用。低潮气量和合理地使用 PEEP,维持肺泡充张状态的肺通气是改善机械通气与换气的关键。

ICU 医生和护士在监护与管理 ALI 患者方面可能将穷尽一切措施。除了在呼吸支持方式上频繁调整,通过监测动脉血气分析(ABG)确定氧合是否有效外,可能在患者体位、液体管理和胶体输注、内外屏障防御功能维护,以及多脏器功能不全治疗上都将倾注更多心血,治疗原则如下。①合理使用

PEEP,低潮气量机械通气支持。②预计短期内无法康复者,应尽早气管切开。③可以变换体位,仰卧位或左右侧卧位,情况允许时甚至完全俯卧位。④严格液体管理,适当补充和调整胶体,增加胶体渗透压;在血流动力学稳定的前提下,尽量保持肺"干燥些"状态。⑤胃肠道内屏障防御功能的维护:尽早胃肠道进食,补充所需的活菌、可溶性和不可溶性膳食纤维。⑥口腔及各种置管、插管处感染预防:严格无菌操作,防止新的医源性感染。⑦综合处理多脏器功能不全。

6. 呼吸道感染　是指原无肺部感染的心脏术后患者,在气管插管或气管切开行机械通气治疗48 h后,或者拔除气管插管后48 h内新发生的肺部感染。最常见的呼吸道感染为呼吸机相关性肺炎(VAP),通常由肺部细菌引起,有时也可由胃肠道致病菌通过内屏障直接进入淋巴入肺。术后患者因切口疼痛不能有效地咳嗽和深呼吸,气道分泌物蓄积或者因各种因素导致肺泡积液,也有发展成肺炎的风险。肺部感染时,患者通常有发热、呼吸短促和血氧饱和度下降,肺部听诊呼吸音减弱或湿啰音。X射线胸片显示肺实变存在,气道吸引或支气管镜下留取的痰液细菌培养常为阳性。

除了使用敏感、有效抗生素外,严格遵守VAP预防措施,尤其是较长时间机械通气的患者,需要加强常规口腔护理(洗必泰液清洗口腔),及时清除气道分泌物;清醒后升高床头或半卧位,尽可能少地使用镇静剂;在有效地控制疼痛的情况下鼓励患者咳嗽、深呼吸锻炼;预防消化道溃疡。另外,条件允许时尽早脱机拔管是减少VAP的重要选项。

四、急性肾功能不全或肾衰竭

术前已存在不同程度肾损害的患者,其心脏术后急性肾功能不全或肾衰竭发生率较高(>15%)。急性肾功能不全或肾衰竭可导致氮质血症、水和电解质代谢异常等改变,造成内环境紊乱,增加术后不良预后与死亡发生率。

根据尿量、水钠潴留现象、血清胱抑素 C、肌酐清除率、难以纠正的酸中毒、高钾血症等继发性代谢变化,以及白介素-18、肾损伤因子-1 和脑钠肽(BNP)、肌酐(Cr)指标;结合术前肾功能状态和病情(慢性心力衰竭、高龄、糖尿病和外周血管疾病者)、术中因素(包括体外循环长、低流量、低压灌注和低温)、术后因素(LCOS、使用大剂量血管活性药物尤其是 α 受体激动剂)对肾功能不全早期诊断有指导意义。

💓 **重要提示**

> 肌酐清除率降至80%以下时,尿素氮(BUN)和肌酐仍可处于正常值范围,因此两者不能作为肾衰竭的早期诊断依据。而血清胱抑素 C(Cys-C)是反映肾小球滤过变化的内源性标志物,可作为早期肾功能受损的可靠指标。

当术后尿量<0.5 ml/(kg·h)持续 24 h,或每日尿量<400 ml,应当进行肾脏替代治疗。除此之外,要避免使用肾毒性药物,停止补钾,适当限制蛋白质补充,改善心排血量和肾血流量(建议使用中剂量多巴胺或多巴酚丁胺);适量使用利尿药;加强液体与酸碱、电解质监测和管理。

肾脏替代治疗包括腹膜透析(PD)、血液透析(HD)和连续性肾脏替代治疗(CRRT)。

1.腹膜透析　简称腹透,是利用患者自身腹膜半透膜特性,通过重力、弥散和对流作用原理,将配制好的透析液规律、适时地经导管灌入患者腹膜腔,由于在两侧存在溶质的浓度梯度差,高浓度一侧的溶质向低浓度一侧转移(弥散);水分则从低渗一侧向高渗一侧输送(渗透)。通过腹透液不断地更换,以达到清除体内代谢产物、毒素及纠正水和电解质平衡紊乱的目的。

腹透常使用两种类型,即持续非卧床腹透和自动化腹透。前者为人工操作,每天需更换3~5次透析液;后者借用腹透机在家里自动完成。两者均可与常人一样参加社会或社区活动。腹透属于一种接近生理状态的治疗方法,可减少因内环境不稳定而发生心血管并发症概率,且保留残存的肾功能;但只能进行水、电解质及部分代谢产物交换,对于小分子物质、炎症介质的清除率较低,氨基酸和蛋白质流失较多;另外,可能会发生腹膜炎、高血糖和高血脂并发症。

2.血液透析　简称血透,是急、慢性肾衰竭肾脏替代治疗方式之一。它通过血透设备建立体外循环,将体内血液引流至体外,经一个由无数中空纤维组成的透析器中,血液与含机体浓度相似的电解质溶液(透析液)在中空纤维内外,经过弥散、超滤、吸附和对流原理进行物质交换,清除体内的代谢产物,维持电解质和酸碱平衡;同时排出体内过载的水分,并将净化的血液回输到体内的整个过程称为血液透析。

血透对于小分子物质的清除率高,也可有效清除中分子毒素,患者具有较好的生活质量;但需要每周在医院治疗 2~3 次,不方便,且对心血管系统的基础状况要求较高。

3.连续性肾脏替代治疗　简称血滤,是持续、缓慢清除溶质和水分的新型的血液净化治疗技术总称。与普通 HD 相比,CRRT 主要模拟肾小球滤过以及肾小管重吸收的模式,主要通过对流的方式将患者血液内代谢产物、毒素以及炎症介质缓慢排出体外,可同时清除中、小分子物质,且对患者血流动力学影响较小,适用于心血管功能不稳定人群,尤其对心脏术后急性肾功能不全(水超载)、呼吸功能不全(肺水肿)和右心功能不全(大量炎症介质增加肺阻力)滤出效果明显。

CRRT 与 HD 区别在于工作原理、受众人群、透析时间和血流速度方面,主要用于 ICU 等危重场所。成人术后早期多采用 CRRT,其优点是迅速有效,对循环影响小;缺点是需抗凝和专门设备。

💓 **重要提示**

一般认为,连续数小时少尿或无尿,各种利尿药治疗无效;全身液体超负荷引起肺水肿;致命性电解质紊乱,伴有症状的高钾血症和低钠血症;严重难治性代谢性酸中毒等是肾脏替代治疗的指征。

五、心律失常

由于手术或插管损伤窦房结或其供血血管或房室结及希氏束,缺血、低温、缝合部位等对传导系统的损伤,各种原因引起的心肌肥厚伴心功能不全、低氧血症、酸碱及电解质失衡,以及各种药物等因素,可出现各种心律失常。譬如,窦性心动过缓常见于房间隔缺损、部分肺静脉异位连接等心房内手术后;而房室传导阻滞(AVB)则多见于室间隔缺损修补、法洛四联症矫治术后;窦性心动过速则常见于术后低血容量、LCOS、心肌缺血状态,或交感神经过度兴奋如疼痛,或应用较大剂量正性肌力药物等。

💗 **重要提示**

　　对窦性心动过缓、AVB 者须停用或避免使用 β 受体阻滞剂、洋地黄类减慢心率的药物,应用异丙肾上腺素 0.01～0.05 μg/(kg·min)可增加心率。对病窦综合征、二度 AVB 须立即使用临时心室起搏,必要时安放永久起搏器。

　　1.室上性心动过速　按室上性心动过速(SVT)发生部位分为房性和交界性心动过速,前者心电图特点为 P' 波形态与方向多变,后者特点是 QRS 波群形态、节律与窦房结节律无关,其前后可见逆行 P波。镇静、降温后如果无效,使用 β 受体阻滞剂如艾司洛尔或美托洛尔静脉注射,或者胺碘酮泵入(参考有关药物使用说明)。对血管动力学不稳定者,应首选同步心脏电复律(成人 100～200 J)。

　　2.室性心律失常　当出现宽大、形态异常的 QRS 波群时,应积极予以处理,以防止由室性期前收缩(早搏)进一步发展为室性心动过速和心室颤动。

　　利多卡因是常用的抗心律失常药物,在其效果不佳时可使用胺碘酮;后者也可作为初始的对顽固性室性心律失常的治疗药物(参考有关药物使用说明,以及第十六章相关内容)。对药物治疗不能纠正的室性心动过速、血流动力学不稳定者,立即使用同步电复律;一旦发生心室颤动,必须及时电除颤,同时进行心肺复苏抢救。

胺碘酮半衰期较长、起效慢，3～6 h 才显现效果；因此，必须给予负荷量 150 mg，至少 10 min 静脉注射，然后维持量 1 mg/min 持续 6 h 后再转为 0.5 mg/min 静脉滴注，才能充分发挥其功效。补充电解质对预防心律失常极为重要，血钾维持 4～5 mEq/L，血镁>2 mEq/L。

护理的影响与作用

ICU 护士在识别心律失常和快速应对方面发挥关键作用。对于室性心律失常或引起血流动力学不稳定的室上性心动过速者，首先是寻找病因，核实有无心肌缺血、低氧血症、酸碱及电解质失衡，以及是否与容量、泵入血管活性药物有关；其次才考虑应用抗心律失常药物。

六、神经系统与精神功能障碍

心脏尤其是主动脉病变术后，动脉阻断、术中气泡或斑块固体或微血栓、深低温停循环技术，加上术前已存在的脑部疾病、颈动脉斑块病灶，以及术后并发严重低心排血量综合征(LCOS)等，均可引起中枢神经系统并发症和精神异常。主要表现为脑栓塞、脑出血、缺氧性脑疝和谵妄、认知障碍。

信息速览

引起神经功能障碍的危险因素包括高龄(>70 岁)，有高血压、糖尿病、肺部疾病和酗酒史，或既往心脏手术史、主动脉粥样硬化和颈动脉疾病，以及术后恶性、心律失常等。

所有心脏术后患者应常规和尽早地进行神经系统评估(参阅第十五章相关内容)。术后早期尽量避免使用镇静剂。假如患者在停用镇静剂,度过麻醉及其药物时效期仍未清醒,且不能遵从指令或四肢不能活动,应高度怀疑脑卒中。由于患者对麻醉和药物反应不一,各具差异,实难评定。术后出现谵妄,表现为认知、记忆、定向障碍或思维混乱等,即所谓脑病更难以辨别与处理。疑似卒中、脑病的患者应该寻求神经科医生会诊,并接受必要的颅脑影像学检查以明确诊断。

 重要提示

  脑出血时 CT 可显示即刻的高密度出血影;脑栓塞则要在发病 24~48 h 后才可见 CT 下栓塞部位低密度梗死灶;而缺血性脑病时 CT 可呈现脑实质低密度影,脑灰质与白质界限不明显或消失等变化。

  脑病和谵妄常见于老年患者,属于一组综合征;一般与高龄、功能性残疾、器质性病变等易感和潜在因素有关(如以下知识栏 17.1 所列)。谵妄常与躁动同时发生(也有反应冷淡者)。谵妄的处置包括找寻和治疗基础疾病、使用药物和非药物干预性治疗,以及营造良好的治疗环境等。对于祛除潜在促发因素后,患者仍处于谵妄状态或其他措施不能控制其躁动兴奋症状时,应进行药物治疗。劳拉西泮和氟哌啶醇为临床实践指南中使用最多和最受推崇的药物;奥氮平、利培酮非典型抗精神症状药物,以及巴比妥类、丙泊酚或苯二氮䓬类镇静药亦常使用。

谵妄的易感和潜在原因(以英文首字母概括为缩写词"THINK")

(1)不良的状态(toxic situations):充血性心力衰竭、休克、脱水、致谵妄药物,新的器官衰竭如肝、肾。

(2)低氧血症(hypoxemia)。

(3)感染/败血症(infection/sepsis)、制动(immobilization)。

(4)非药物干预(nonpharmacological interventions):这些是否被忽视?如助听器、眼镜、睡眠错失、音乐、噪声控制。

(5)钾或其他电解质素乱(K$^+$ or other electrolyte problems)。

重要提示

脑卒中的治疗主要在于支持和保护脑功能,包括头颅局部降温(33~35 ℃)、脱水、镇静、钙拮抗剂和三磷酸腺苷等改善脑细胞代谢,有条件时进行高压氧治疗。另外,维持适当有效循环血量,改善脑组织血液灌注;给予机械通气支持,降低PaCO$_2$,也是治疗急性颅内压升高的措施之一。

临床警示!

对于极有可能发生神经系统并发症的高危患者,围手术期应采取预防措施。譬如,颈动脉严重斑块狭窄患者先期或同期手术;脑出血或脑梗死后须完全进入恢复期;尽量避免在主动脉上进行有创操作;复温时避免高温,术后防止低血压和高血糖等,这些举措都可减少并发症发生风险。

七、感 染

心脏手术是属清洁（Ⅰ类）切口的无菌手术，即便是包括感染性心内膜炎或是缩窄性心包炎在内。但由于围手术期各种因素的影响，心脏术后可能会发生不同部位的感染。其中绝大部分为医院内获得性感染，譬如与长时间机械通气有关的呼吸机相关性肺炎（前面已提及且较为常见）、导尿管相关性尿路感染、导管留置的相关性血流感染，以及人工瓣膜置换术后瓣周漏所诱发的感染性心内膜炎等。

心脏术后感染主要与患者的术前病情状况密切相关，其次涉及围手术期各方面管理及操作。感染的临床征象常表现为体温升高（38.5 ℃以上），同时伴有原发部位的炎症表现，如切口部位的红、肿、疼痛，脓性渗出物；呼吸道咳嗽、咳痰、呼吸困难，气道吸引黄色或脓性分泌物，听诊肺泡呼吸音减弱或闻及湿啰音、痰鸣音等。对于临床表现隐匿者，通过实验室检查、影像学和心脏超声心动图也不难做出诊断，并为治疗提供依据。有关感染的直接或间接指标见知识栏 17.2。

知识栏 17.2

感染的诊断依据或指标

（1）血、尿常规：白细胞计数超过正常范围值，中性粒细胞分类升高或呈下降。

（2）体液及切口分泌物标本培养：呈阳性，菌落大量生长。

（3）血清降钙素原（PCT）测定和 C 反应蛋白（CRP）的测定：明显升高。

（4）胸部 X 射线或 CT 检查：局部或弥漫性渗出改变。

（5）超声心动图：心内膜炎赘生物特征性变化。

临床上针对感染的患者,在未取得明确的病原微生物证据之前,即开始经验性抗感染治疗。根据感染部位、可能致病菌和患者肝肾功能状况等,早期、足量和个案化选择广谱抗生素;一旦得到病原学培养和药物敏感试验结果,择用针对性强的敏感抗生素,并保持足够的使用疗程和剂量,掌握给药间隔时间和途径。

除了应用有效抗生素外,感染灶的局部清理和治疗十分重要,包括负压吸引、冲洗、外科清创术等,都是加速创面愈合、控制感染和促进术后康复不可或缺的针对性措施(详见第十九章相关内容)。

护理的影响与作用

心脏外科护士在预防和治疗感染方面发挥着举足轻重的作用。对术前和术后心功能不全或有基础疾病的患者而言,与护士沟通时间与机会最多。因此,护士可以采取若干预防手段和发现更多潜在的风险因素,譬如皮肤准备与清洁、血糖控制、切口与口腔护理、接触设备与附件的消毒和灭菌,以及呼吸道管理、各种插管与导管的维护和物理疗法等。

(师 桃 王 娟 杨小红 徐 迪)

第十八章 | 过渡到病房治疗与护理

　　心脏手术后,患者在重症监护室(ICU)得到初步有效的生命保障与治疗,一旦血流动力学稳定和自主呼吸良好,通常他们会被转运到重症室或中级护理单元或病房,继续心脏康复的下一阶段疗程。如同手术室转运至 ICU 过程一样,ICU 医生会提前做好转出前的全面评估,护士则要做好转出前的各项准备,以及转运交接时必须传达的关键信息和指导意见;普通病房的主管医生和护士则应当了解在ICU 患者的基本状况,接下去需要完成与助力患者较快进入康复通道的各个举措。而这一过程中护理工作显得尤为重要。

一、返回病房前两个单元的准备工作

　　患者血流动力学稳定、自主呼吸状况良好时,转出 ICU 进入较开放的空间,将更有利于其康复与痊愈。但每个中级护理病房或单元都有各自的入室标准,这主要取决于接受其各方面条件,包括医护人员的专业水平、培训情况和设备配置与完善程度。然而,首先是患者自身比较术前已进入好转或良好状态。

　　1.心脏与血液循环功能状态　通常情况下,患者的血流动力学指标正常且不依赖于血管活性药物的作用。部分患者可能需要低剂量药物的治疗作用,进一步改善心血管功能状况。

　　因此,严密监测其血流动力学变化、评价心功能指标的心脏和肺血管测压管应当是撤除的。一般来说,有创动脉插管也常规地拔除。少数情况下因患者的个体要求,需要适时地监测血气和电解质,而保留有创动脉监测。中心静脉插管则常适时地留置使用,以方便用药和输液治疗,避免经常损伤外周血管,也利于患者术后早期下床活动。

患者心脏和血液循环功能良好的标志:动脉血压正常,心音强而响,脉搏明显有力,毛细血管充盈迅速,四肢末梢温暖,尿量可[>1 ml/(kg·h)],动脉血气指标良好。

在中级护理单元,心脏术后患者仍需要持续心电监测,尤其是新发心房颤动或其他心律失常等,因为反复发作的风险较高,常需要静脉滴注或注射胺碘酮。在辖区内,护士可通过一个心电遥测监视屏清晰看到所有患者的心电和氧合状况。原则上,无须再用或未使用的有创性监测导管、插管或引流管应尽早拔除,以防止导管相关性血流、皮下或深层感染。

术中安置的心外膜起搏导线为心动过缓或发生心脏传导阻滞的患者起到保护性措施。如果患者心率、心律一直稳定不变,术中和术后均无节律异常,且病情显著地好转,在更换切口敷料时,定时地撤除其皮下埋藏的起搏导线;然而曾有心动过缓、高度房室传导阻滞者,则起搏导线必须保留较长时日,并定期检测是否保持功效(详见第十六章相关内容),以备必要时迅速启用。在确认患者属于高二度或三度房室传导阻滞,无缓解趋势或持续至少术后 1~2 周,这是安装永久起搏器的指征。

心外膜临时起搏导线未连接于起搏器时,没有绝缘的导线金属末端应妥善隔离、包扎,并使用胶布或贴膜固定于合适位置,避免意外拔出。另外,不应徒手接触导线金属末端,因为外人的静态电能可以通过导线直接传输到患者心脏。

2. 呼吸功能状态 即将转送至中级护理单元的患者,脱离呼吸机、拔除气管插管后,在相当长时间内仅需要低流量吸氧,呼吸频率与深度(胸廓起伏)正常,无呼吸急促、鼻翼扇动现象,双肺呼吸音清晰,血氧饱和度>92%,动脉血气结果正常。患者能进行有效的咳嗽,做深呼吸运动,以及使用激发性肺量计。根据引流液体和(或)气体的状况而定,胸腔引流管可拔除,也可保留出室。

在 ICU 行气管切开或造口的患者病情好转、呼吸平稳时,可以转送至中级护理单元;有些特殊病情如神经系统出现障碍者,只要自主呼吸、循环和内环境稳定,也可进入稍低级护理病房。必要时可以接受持续气道正压通气(CPAP)辅助呼吸,对这部分患者需要配备专业人员做好强有力护理。重点是协助清理呼吸道分泌物、主动性咳嗽、深呼吸和激发性肺活量测定,对扩张肺泡组织、改善术后肺不张十分重要和有益。告知患者与家属进行这些活动与锻炼,是促进康复和减少并发症的得力措施。

3. 神经系统功能状态 术后一部分患者发生神经系统障碍(详见第十七章、第十九章相关内容),轻度认知功能下降在术后很常见,可能涉及记忆缺失、注意力不集中、定向障碍等,大多数患者在术后数周内症状会有所改善;谵妄也是老年患者中较常见症状,有时患者转出 ICU,脑病和谵妄会得以好转。卒中稳定期抑或仍有思维混乱的患者,转出时需要陪护人和具有一定水平的专业人员密切监护,得以保证其安全。

❋ 护理的影响与作用

通过防治高热、维持适当血压和血糖水平在可接受的范围内,以及围手术期观察任一临床基本变化中,护士在预防神经系统并发症过程中发挥较好作用;对于有并发症患者,在给予指导、帮助和抚慰家庭成员情感上护士也发挥着重要的影响。

4.ICU 与中级护理单元的沟通　无论是 ICU 还是中级护理单元,作为患者的主管/接收医生与护士应该了解和掌握其病情,加强沟通,甚至面对面交代,做好双方应做的准备工作。

💓 重要提示

所有与患者身体或肌肤有创连接的导管、插管、导线或引流管,确定不需要保留者均予以撤除;而留置者则需要严格消毒并维护牢靠。

二、医患沟通与医方联络

ICU 医生和护士做好患者与家属(由 ICU 转至中级护理单元)的思想工作是必要与适时的。对患方而言,其实他们是矛盾的集合体与胶着方,一方面他们希望尽早地走出这个相对密闭和陌生的空间,另一方面又感到离开安全地带的压力与焦虑。这一点对滞留在 ICU 时间较长或出现并发症的患者尤其如此。

由于个人经济状况、医保关系上存在差异,在认识与需求上也确有所不同,一部分患者及家属希冀安全和较早地离开 ICU,而另一部分则祈求在 ICU 康复出院。ICU 装备齐整、人员众多、电子机声和警示灯闪烁,显然与中级护理单元里相对静谧和患者独立自理有别。医生与护士需要客观、真实地阐述 ICU 的功能和效应,以及患者自身意志与能力的重要性;ICU 仅是作为一个临时性场所,从 ICU 转入中级护理单元是病情趋向好转与康复的标志。

实际上,因为 ICU 工作环境的特殊性,医生和护士每天在与患者及家属的交流沟通中,除了传达患者的信息外,交谈时间上不会很长,真正指导有关术后康复的知识与内容也十分有限;而这些却常常在中级护理单元得以灌输。通过在 ICU 特殊时日的接触,以及中级护理单元身临其境的感悟,许多患者会改变既往不良生活方式与习惯,也较易获得患者与家属配合,协同一致地依从和完成下面的康复计划,产生意想不到的效果。

信息速览

患者与家属对转运的心理焦虑和情绪异常,往往与缺乏有效的医患沟通有关;这种交流涵盖从术前到出院,需要通俗易懂、深入浅出地阐释病情以及各方面的问题。

重症监护与中级护理是患者恢复的不同阶段,没有绝对分明的界限。但就医方而言,确有各自不同的目标,且有预示病情好转与康复的证据;对患者和家属来说,他们只认同这是一个系列的两块分割,无非是从 A 地挪到 B 地。原则和想象上应该这样,但具体事务和工作并非如此。因此,如何取得患方的高度信任是重要的。这就要求两个单元医护之间保持良好的沟通与交融,同时中级护理单元具备相对称的护理知识、技能和人员配备水平。

ICU 与中级护理单元做好有效沟通与协作是保证患者平稳转运的重要步骤。两个单元之间的轮岗培训和相互交融，为患者心脏康复提供强力保障。

虽然 ICU 可以为当事人（患者与家属）提供病情趋好的资料，但在所有情况下，都应当事先将转送过渡的计划通知到当事人，并取得他们的配合。没有意外状况，通常转送患者都是在人员充足、资源调配有序的白天完成。

三、面对面交接

护理的过渡和交接是治疗阶段的重要环节，如果交接的信息不准确、有遗漏或者被误读，可能会导致严重的失误或医疗差错。ICU 护理注重关键技术与监护层面，交代病情时更倾向于在 ICU 细节和医疗方面；而中级护理单元更关注健康教育，侧重于指导患者做更多的分内事如活动度、进食情况。因此，必须有一种规范和标准的沟通格式。而面对面地口头交接，并附带书面文字记录加以强调，保证通畅和理解。交接班过程中须有充分的时间来咨询和回答问题，每次都以相同的流程交代患者的病情现况、需求和日常生活习惯，医嘱与用药事项，以及需要传达的重要信息（如施行的何种手术、ICU发生的并发症情况、患者的活动程度等）。

交接班时应遵循医院制定的工作流程和制度，获得患者各方面的准确信息，并咨询到解决问题的思路与方法，对防止医疗差错、提高安全度至为关键。

ICU 与中级护理单元之间不恰当的埋怨、责备或争执会使许多患者的信息被曲解或遗漏;尤其是面对患者或家属时,会产生极大的医患矛盾。

四、中级护理单元健康指导

患者经历 ICU 术后早期风险阶段,继而转回普通病房恢复阶段,实质上是由被动治疗转为主动康复的过程。中级护理单元的治疗与护理其实也是专科兼任全科工作的职责所在。在这里所做的一切都是为不久出院做积极的铺垫与准备。在这一时期,有较充裕的时间与方式给予患者及陪护人员(家属)以康复指导,建立起以家庭为中心的护理,并且使患者养成更良好的生活习惯和保健模式。

1. 维护血流动力学稳定　是心脏术后最主要的环节。通过全面的体格检查、各个系统的评估、出入量与营养管理,结合监测手段,达到良好的心功能和血流动力学的效果。这些包括小剂量血管活性药物的应用、每日液体与电解质管理,以及肠内与肠外营养支持等。

2. 继续肺或呼吸功能锻炼　深呼吸、勤咳嗽,保持呼吸道通畅,有效清理气道分泌物。专业护理在指导患者与陪护人员运用体位引流、叩背、震颤等方法,以及使用气道雾化与湿化治疗上发挥示范性作用。为避免在强烈咳嗽时切口疼痛,除使用镇痛剂外,正确的胸部夹持和保护动作,以及应用胸廓固定绑带可缓解张力造成的疼痛。

3. 床边与室内外活动　逐步地进行活动与功能锻炼是心脏术后患者重要的康复过程,也是出院计划的有机组成部分。患者每天增加活动量、频数，由床上活动开始，到下床下地室内走动，进展到走廊上步行；从有陪护协助搀扶，过渡到自己独立走动。家庭成员或陪护者全程参与其活动过程，并及时地掌握病情变化是不言而喻的。专科护理人员在鼓励患者活动、帮扶他们锻炼和指导其逐渐增加活动量方面起着积极作用。患者在条件允许情况下早期进行下床着地活动有利于血液良性循环，也有利于胃肠功能恢复，促进食欲与切口愈合。护士有必要指导患者翻身、起床，用力恰当到位；术后早期患者避免双上肢用力拉、伸、抻和推等不适动作。

❋ 护理的影响与作用

护理或陪护人员应正确地示范，保护患者胸骨正中切口，避免过度的外力或张力引起伤口新生组织的崩裂；并时刻提醒患者注意胸部切口稳定性和防护措施（详见知识栏18.1）。

4.切口护理　患者手术切口涉及胸部正中或胸骨旁肋间或胸部前外侧，冠状动脉旁路移植术（CABG）患者常有下肢和（或）前臂获取桥血管切口，另外胸腔引流管、中心静脉插管和临时心外膜起搏导线穿出处刺口，这些创口术后早期需用无菌敷料覆盖，无分泌物或引流液时可敞开，一般 2～3 d 后即可移除无菌敷料，应每天用抗菌液和安尔碘涂抹和擦拭切口。

如何护理胸骨正中切口及注意事项

(1)术后早期,患者由平卧转为坐位或坐立换成平躺时,在有外人帮扶情况下,应着力于患者的颈项和胸背部,而不是用力拉拽胳膊;而无外力协助、自己独自起身或躺下时,则应做侧身转动,依靠下肢活动和肘部力量上推完成。

(2)术后近期避免手臂过度伸展和扩胸;同样不要上举、推挤、提拉重物。

(3)剧烈或用力咳嗽时,应由陪护人员或自己双臂夹紧胸廓左右,怀抱软枕紧贴胸前,这样可以固定切口,减少咳嗽带来的张力与疼痛;也可以使用胸廓固定绑带缓解压力。

(4)患者躯干部用力不当时感觉或听到喀哒声,应及时告诉主管护士或医生,这常预示胸骨固定部位钢丝断裂或胸骨被切割。

现切口多数都使用可吸收缝线缝合,术后无须拆线,但部分切口使用丝线固定管道或导管。正确护理手术切口,指导患者和家属(陪护人员)如何出院后护理切口,交代有关事项,均是这段时期康复指导的内容之一。

护理的影响与作用

敞开切口护理利于观察与指导,也利于打消患者的心理障碍,不至于对手术产生过多的纠结与神秘感。关键是使患者和家属认识到什么切口是正常状态,出院回家后能自行护理切口,并知道什么是非正常现象。

获取隐静脉后下肢常发生水肿。因此,手术结束时立即应用弹力绷带包扎受累肢体,松紧适度有利于缓解水肿;包裹过紧时影响血液循环和伤口愈合,太松时则起不到减轻水肿、促进回流应有的作用。术后需定期观察以这种方式包裹的肢体,判断下肢血液循环、感觉和运动功能是否良好,必要时重新调整松紧度和由远及近地重新包扎。

通常情况下应是 48～72 h 后撤除绷带,查看伤口有无外渗。因为下肢淋巴丰富且常有外漏,有必要无菌处理和加针缝合。任何时候,抬高下肢都有利于减轻水肿和减小伤口张力,促进伤口愈合。

信息速览

正确地指导切口护理、减轻水肿与伤口张力的措施,都有益于减少感染、促进伤口愈合。在出院前,患者及其家属能够学会和完成伤口基本的护理操作。

5. 促进胃肠功能恢复与加强营养　心脏手术患者通常在术后 24 h 内拔除气管插管;一般轻症者如果没有胃肠功能和神经系统功能异常时,可在拔管后短时内开始喝水和流质饮食。对肠蠕动已恢复的重症患者,在神志障碍、吞咽困难恐误吸或气管切开暂不能经口进食时,常常通过经鼻胃管早行肠内营养支持。胃肠外营养则是针对胃肠功能尚未恢复或消化道出血,或不能耐受肠内营养者,也仅是权宜之计,条件允许时尽快过渡到胃肠内营养。

信息速览

肠内营养以流质开始,细粗搭配,循序渐进;低钠控糖,热量充分,蛋白适量,纤维素和有益菌不可或缺,平衡肠内正常菌群。另外,尽早下床活动,助力肠功能恢复与大便通畅。

6. 抗凝治疗　相当部分的心脏术后患者需要抗凝治疗,这类患者包括 CABG、所有接受机械瓣置换、绝大多数接受生物瓣膜手术(至少短期内)、瓣膜成形环应用,以及持续性或永久性心房颤动的患者。针对不同疾病则采用不同的药物和方法,包括普通肝素、低分子肝素、华法林、阿司匹林、氯吡格雷(波立维);特殊病例需应用替罗非班(欣维宁)和利伐沙班(拜瑞妥)。

💓 **重要提示**

术后早期(6 h)无明显活动性出血征象,即可以针对CABG 或瓣膜置换者应用低分子肝素桥接抗凝,其安全、有效,脱机和拔除气管插管后改为口服抗凝药物。

CABG 患者需要每天服用阿司匹林片肠溶片,或联合氯吡格雷(1 年);机械瓣膜置换患者需要终身口服华法林;生物瓣置换、窦性心律患者只要短期(3~6 个月)抗凝,但合并心房颤动、左心房很大或有血栓栓塞史者仍需终身抗凝。

抗凝的目标值以静脉血凝血酶原时间(PT)和国际标准化比值(INR)作为常规监测指标。原则上机械瓣较生物瓣使用时 INR 稍高,主动脉瓣位、二尖瓣位和三尖瓣位应用人工瓣膜时 INR 依次增高。

💻 **信息速览**

欧美国家推荐 INR 维持在 2~3,甚至更高(2.5~3.5);但在国内多数单位与专家推荐 INR:机械瓣者为1.8~2.5,生物瓣者为 1.5~2.0。

华法林作用机制是通过抑制维生素 K 氧化物还原酶的活性,阻止维生素 K 被循环利用,并使得维生素 K 依赖性凝血因子 Ⅱ~Ⅶ、Ⅸ、Ⅹ无法激活,从而发挥其抗凝作用。华法林使用后,INR 明显高于治疗范围时,需停服一至数天;如果有严重出血,除了停服华法林,还应口服或静脉缓慢注射维生

素 K_1。

影响华法林药效作用的因素除了药物的相互作用外,还与饮食成分、基因及个体差异,以及肝脏、胃肠和甲状腺功能的状态有关,详见知识栏18.2。

影响华法林疗效的因素

1. 药物相互作用可干扰华法林疗效

(1)有协同和增强抗凝作用的药物:肝素和抗血小板药物如阿司匹林,其他包括大环内酯类(红霉素、阿奇霉素等)、喹诺酮类(左氧氟沙星等)、胺碘酮、西咪替丁或奥美拉唑、类固醇激素、对乙酰氨基酚、磺胺甲硝唑和普萘洛尔等。

(2)有拮抗和抑制抗凝作用的药物:利福平、巴比妥盐、卡巴西平、硫唑嘌呤和环孢素等。

2. 食物及菜蔬　其中富含大量维生素K,从而对华法林抗凝产生拮抗作用。

(1)绿色蔬菜:香菜、西芹、菠菜、韭菜、西兰花、甘蓝、莴苣、青豌豆、卷心菜等。

(2)水果:葡萄柚、猕猴桃等。

(3)其他:黑木耳、奶酪、蛋黄、动物内脏等。

3. 疾病　肝病或肝功能损害时,合成凝血因子减少,华法林代谢减弱。胃肠功能障碍时吸收维生素K减少。甲状腺功能亢进时凝血因子分解增加,增强或增加华法林抗凝作用。

4. 遗传与基因变异　肝酶遗传多态性,与低剂量使用华法林时出血发生率高有关;某些基因变异影响华法林用药量与药效,具有明显的个体差异性,需做基因组织学检测,实现基因导向的个体化治疗。

对住院期间需要抗凝治疗的患者,医生和护士就是要帮助和指导他们,使其建立定时和长期服用药物的依从性,养成规律有序的生活方式与习惯,并能对不良反应做出正确判断与处理。

　　如果必须服用以上或有关其他药物,需向医生咨询和注意调整华法林剂量(根据 INR 检测结果)。尽量避免短时期内大量摄入富含维生素 K 的食物与蔬菜;这也意指不是完全禁止食用,而是不可骤然改变每日的饮食习惯。

　　将 INR 稳定控制在医生建议的范围内,意外出血的风险很小。如果发生不明原因的皮肤瘀斑或出血点、鼻出血或牙龈出血、呕血、黑便、小便呈洗肉水样等,需要停服华法林,并到门诊复查 INR。严重的情况如胸痛、颅内出血需要急诊治疗。

　　🛏 临床警示!

　　妊娠期间,不可服用华法林,应咨询专科医生,调整抗凝药物和用药方法。

　　7.疼痛、血压和血糖的控制措施　前面已有陈述,难以忍受的疼痛会妨碍患者的深呼吸、咳嗽和活动,不利于术后康复。一部分患者特别是老年人,他们平卧时没有任何不适,而在躯体活动时感觉深度疼痛,因此他们宁愿尽量保持原位不动,或不向陪护或医护人员反映。其实这种行为对伤口愈合与心脏康复无益,应该就疼痛控制、加强活动和深呼吸向患者进行宣教和指导。

　　控制好血压和血糖对病情恢复至关重要。应

当消除或诱发高血压、血糖升高的原因。心脏手术后高血压、高血糖增加并发症发生率，这方面常常为患者和医护人员所忽略。药物降压和控制血糖水平在理想的范围内，是医护人员在促进患者心脏康复中的重要内容。

重要提示

成人血压控制在(130～140)/85 mmHg 以下,血糖控制在 6.1 mmol/L 水平(140～180 mg/dl)。

（王　娟　杨小红　任雪兰　姚睿琳）

第十九章 | 延迟康复的并发症

国内在心脏术后并发症上与欧美发达国家比较存在着明显的差异,这固然与疾病种类和谱系有关,但深究其原因则涉及经济、文化、现代医学知识普及,以及个人认识与理念的诸多方面。国内许多居民在对待自身健康与疾病问题上,采取拖延、忍耐和彷徨的态度,以致在就诊时心功能常处于失代偿或心力衰竭状况,从而导致心脏手术后出现一系列并发症,反过来又严重影响心脏康复,延缓疾病的良性转归。前面第十七章术后早期常见并发症,同样可以延及或发生在住院后期。本章主要讨论的是造成滞留 ICU 和普通病房较长病程的并发症,识别和及时做出诊断,以便在预防和干预治疗上先行一步。

一、急性心力衰竭

急性心力衰竭(AHF)是 ICU 最常见的心脏急症和心脏术后并发症之一,也是延迟患者康复的主要病症。大部分 AHF 有基础心血管疾病史,为原有慢性心功能不全的急性加重,即急性失代偿性心力衰竭;存在引起 AHF 的各种病因包括中老年人中有冠心病、高血压和老年性退行性心瓣膜病,而中壮年或年轻人中则有风湿性心瓣膜病、扩张型心肌病和急性重症心肌炎等。

临床上以急性左心力衰竭最为常见,这主要是因为左心瓣膜病多见,急性冠脉综合征及其机械并发症如室间隔穿孔、二尖瓣腱索断裂,以及左心感染性心内膜炎所致。急性右心力衰竭少见,如急性肺栓塞、右室心肌梗死等。

不论是心脏术前还是术后出现 AHF 发作,依据临床表现、有创和(或)无创监测以及血流动力学、生物学标志物检测,都不难做出准确诊断。

临床警示!

心脏病病史,呼吸困难症状,外周水肿、急性肺水肿体征(咳嗽、咯粉红色泡沫样血痰、湿啰音)、心源性休克征象(低血压、低灌注状态)是 AHF 临床主要表现。

1. AHF 的临床评估与严重程度分级 评估时明确容量、灌注状况以及发生的因素等。

在具有血流动力学监测条件的 ICU 可使用 Forrester 法评估 AHF 严重程度,见表 19-1;Killip 法主要用于冠心病心肌梗死患者,临床程度分类法依据查体、适用于慢性失代偿心力衰竭患者,分别见表 19-2 和表 19-3。

表 19-1 AHF 严重程度 Forrester 法分级

分级	PCWP/mmHg	CI/[L/(min·m²)]	组织灌注状态
I	≤18	>2.2	无肺淤血和组织灌注不良
II	>18	>2.2	有肺淤血
III	≤18	≤2.2	无肺淤血,有组织灌注不良
IV	>18	≤2.2	有肺淤血和组织灌注不良

注:PCWP 为肺毛细血管楔压;CI 为心脏指数。

表 19-2　急性心肌梗死时 AHF 严重程度 Killip 法分级

分级	症状与体征
I	无症状与体征,如湿啰音、S3
II	有心力衰竭症状,双肺中下部湿啰音(肺野下 1/2)、S3
III	严重心力衰竭,有肺水肿,双肺布满细小湿啰音(肺野>1/2)
IV	心源性休克征象,低血压、湿冷、尿少等

表 19-3　基于临床查体的 AHF 床边分级

分级	皮肤	肺部啰音
I	温暖	无
II	温暖	有
III	湿冷	无或有
IV	湿冷	有

2. 心脏标志物的监测与意义　脑钠肽(BNP)及 N-末端 B 型钠尿肽前体(NT-proBNP)是较好的心力衰竭时的生物标志物;用于心力衰竭(HF)早期诊断和鉴别诊断,监测病程进展,进行危险分层和对疗效与预后进行评估。NT-proBNP>500 ng/L 提示 HF 短期死亡风险高;>1 000 ng/L 提示长期死亡风险较高;HF 治疗有效时,BNP 或 NT-proBNP 可显著性下降。

 重要提示

BNP<100 ng/L,NT-proBNP<300 ng/L,作为排除 AHF 的临界值,其 HF 可能性极小;BNP>500 ng/L,HF 的可能性极大(需综合考虑其他临床状况,如肾功能不全、肺部疾病等)。

反映心肌损伤最具特异性的标志物为肌钙蛋白(cTn)和心肌脂肪酸结合蛋白(H-FABP),它们大量存在于心肌组织中;而肌红蛋白(Mb)和肌酸激酶同工酶(CK-MB)特异性差,但阴性则有助于排除急性心肌梗死(AMI)。

反映心肌炎症反应的标志物为C反应蛋白(CRP)及高敏C反应蛋白(hs-CRP)等。

3. 急性心力衰竭的治疗　根据上述结果,控制基础疾病病因,纠治诱发因素,进行针对性措施,缓解严重症状,稳定血流动力学状态,纠正水和电解质紊乱和维持酸碱平衡,保护重要脏器功能,降低死亡风险和改善预后。其处理流程如下:

$\boxed{\text{一般处理}}$:恰当的体位、吸氧、镇静和药物应用(利尿剂、洋地黄类等)

↓

$\boxed{\text{进一步治疗}}$:根据收缩压、肺淤血状态和血流动力学监测选择血管活性药物(血管扩张剂、正性肌力药、缩血管药物)

↓

$\boxed{\text{非药物干预}}$:根据血压、血氧和尿量情况采用非药物治疗方法,如主动脉内球囊反搏(IABP)、机械通气(无创或有创支持)、血液净化和心室机械辅助装置(EMCO、VAD)

↓

$\boxed{\text{动态评估}}$:根据心力衰竭程度、治疗效果,及时调整方案

二、严重感染

长期循环功能障碍,慢性营养状况不良和机体免疫力下降,部分急性发作的心脏病患者围术期准备仓促等是造成心脏术后易发感染的始动因素。术前反复呼吸道感染则极大地增加术后肺部炎症;

体外循环激活血清中补体和炎症介质,干扰免疫系统功能,尤其是长时间循环开放手术;术后低心排血量、长久留置有创导管和插管,都增加医院获得性感染的概率。因此,正如前面第十七章所述,心脏手术虽然是选择性无菌手术,但却是各种部位感染发生率很高的外科操作。

1. 呼吸道感染　各种心脏病引起肺充血或淤血状态均可增加肺部感染的概率。而心脏术后最常见的感染为呼吸机相关性肺炎(VAP),即指机械通气(MV)48 h 至拔管后48 h 内出现的肺炎。VAP 是MV 过程中常见而又严重的并发症之一。

VAP 病死率较高,为20% ~71%;病原体中以细菌为多见,占90%以上,其中革兰氏阴性菌占50% ~70%,包括铜绿假单胞菌、变形杆菌属和不动杆菌属;革兰氏阳性菌占15% ~30%,以金黄色葡萄球菌为主。

诊断与治疗详见第十七章术后早期常见并发症。需要强调的是,合理使用抗生素;充分清理呼吸道分泌物和促进肺复张;必要时气管造口或切开,协助呼吸道管理。

临床警示!

VAP 相关危险因素:年龄大,自身状况差;有慢性阻塞性肺疾病病史;MV 通气长、脱离困难者;已使用广谱抗生素,消化道细菌移位或耐药机会致病菌增殖居优等。

2. 纵隔感染与胸骨哆开　纵隔感染也是心脏术后严重并发症之一,多发生于术后1~3 周,特别是长时间体外循环、围手术期心脏按压或二次开胸止血、胸骨断裂或胸腔积液引流多或胸骨后积血者。胸骨固定松弛、活动或摩擦音,胸骨哆开是纵隔感染的重要征象。

3.外科清创及其处理措施　一旦发生纵隔感染,仅通过使用抗生素、局部伤口清理和引流,试图控制感染和促进创面痊愈,则几乎无一例成功。只有在全身麻醉下外科清创,彻底清除创面各层次尤其是纵隔内坏死或脓性分泌物;术中需用碘伏等抗菌消毒液浸泡、反复冲洗,在胸骨后上、下段分别留置冲洗管与引流管,术后持续滴注敏感性抗生素生理盐水(有时常用庆大霉素),充分引流或低负压吸引,数日后直至引流液无色、清亮。

❤️ **重要提示**

　　对于患者纵隔感染、胸骨哆开,唯有进行彻底的外科清创、强力和牢靠的胸骨固定,以及保证组织良好的血运,才能有助于胸部切口愈合。纵隔感染处理不力者,其死亡率较高。

　　对断裂成段的胸骨需要使用不锈钢丝或钛合金丝跨肋间上下"8"字交叉编织固定,以保证胸骨左右各半的完整性;然后在编织钢丝的外侧和胸骨旁肋间,再使用钢丝完全捆扎两半胸骨。切忌直接经胸骨进针与钢丝固定,这样只会增加又一次切割损伤和不愈合。由于二次清创手术时需对各层次组织包括胸骨骨质进行修剪、切割或刮磨,因此经常要对创面邻近的软组织做肋骨前皮肌瓣游离,才能尽量减小切口的张力,胸骨前软组织切口以减张缝合为好。术后常规应用敏感性抗生素,并加强支持疗法。经过二次手术后,患者常常较快愈合。

三、急性肾功能损伤和多脏器功能障碍综合征

　　前面已有提及,术前已有肾功能不全和其他脏器功能障碍者,心脏术后常会发生急性肾功能损伤或衰竭,以及两个或两个以上重要器官功能不全,

后者称多器官功能障碍综合征(MODS)。其中心脏与肾脏合并受累的概率最高。除肾脏自身疾病外,主要与肾前因素、肾脏长期灌注不良有关。

体外循环术后急性肾功能不全发生率在10%～15%,围手术期减少一切增加肾损伤的药物和因素,积极优化心脏功能、改善心排血量,维持全身脏器良好灌注是治疗和预防肾衰竭的基本要素。急性肾损伤(AKI)或肾衰竭(KF)常需要肾脏替代治疗。

AKI主要表现为肾功能突然下降,导致尿素氮、肌酐及其他经肾脏排泄的代谢产物水平升高。危及生命的并发症包括容量超负荷、高钾血症、酸中毒和尿毒症。对其治疗原则是,所有患者均应评估容量状态,容量不足则补充液体以恢复血管内有效血容量。

■ 信息速览

原则上,出现以下情况需行连续性肾脏替代治疗(CRRT):利尿剂难治性体液过剩;药物无法纠正的高钾血症、酸中毒;尿毒症征象如心包炎、神经病变或无法解释的精神状态下降。

MODS发病机制复杂,是由众多因子与介质参与并且相互交叉作用的结果。需清楚认识到,体外循环心内直视手术本身就是MODS的高危因素,术后低心排血量、长时间低血压和心脏停搏等导致组织进一步缺血和缺氧,诱发MODS。

由于MODS结果与预后与受累脏器的多少、受损程度密切相关,因此强调早期预防,其意义远远重于治疗。

心脏直视术中完善和加强 CPB 灌注技术和心肌保护,提高手术操作技术,尽量缩短 CPB 和主动脉阻断时间;术后有效呼吸循环功能等,合理使用抗生素及相关药物,避免损及重要脏器功能等。

MODS 属于急危重症抢救治疗范畴,由于 MODS 不是普通单科或单系统疾病,应遵循整体平衡、综合施治、脏器功能支持手段丰富、维持好内外屏障和重视小概率事件的原则。

控制感染(多为院内获得性感染,通常是高耐药性、低毒力的条件致病菌),维护正常胃肠道功能,防止菌群失调和移位,是 MODS 临床治疗的重要内容。

四、脑卒中与神经系统并发症

临床中观察到接受心脏手术的患者比一般人群(如神经外科、普外科等疾病手术治疗者)具有更高的脑卒中风险。很显然,卒中大大延缓患者的术后康复,并显著地增加术后其他并发症与死亡率。另外,由于近期接受心脏大手术、抗凝治疗,患者身体上各个导管(线)、插管或其他设备附件的存在,因而在卒中的诊断与治疗方法选择上,心外科 ICU 医生和护士面临着十分棘手的现实问题;而且神经系统疾病与心血管疾病干预方式完全不同。如何在心血管专科病房进行卒中患者的治疗与护理,需要非常特殊和有别于常规的处理方法。

心脏术后为何会有较高的卒中发生率? 实质上这与卒中的危险因素相关。而心血管疾病的风险因子、外科技术操作最接近或直接地与卒中发生或诱发因素紧密相关。首先,动脉系统的疾病是相通的,冠心病患者多数存在脑动脉、颈动脉和周围动脉硬化性问题。其次,瓣膜性疾病手术、心房颤动、主动脉阻断等都涉及心腔、血管腔内栓子脱落。再者,体外循环中抗凝与灌注、低温或变温、血液收纳与回输技术,以及外科医生心内直视处理方法与意识,也直接关乎卒中并发症。即使是微创手术也依然面临卒中风险,譬如瓣膜上钙化斑块崩裂、脱失。最后,颈动脉狭窄,是卒中的高危因素。

信息速览

颈动脉疾病高危人群包括既往有短暂性脑缺血发作(TIA)症状或卒中、年龄较大(65 岁以上)、长期高血压、糖尿病和吸烟史。

虽然 ICU 医生和护士知晓心脏术后发生卒中和其他神经系统并发症的风险因素与大概率事件,但是从主、客观上说,这类群体患者出现卒中时/后常是隐匿的,不易识别。因为他们需要维持一段时长的麻醉与镇静期,帮助其心脏康复、避免术后进入强烈应激状态,再则神经系统功能障碍属于专业外的范畴。即便如此,经历心脏手术的患者理应在以心脏专业为主的治疗与护理下得到更好的关注。

重要提示

基础神经学评估是所有心脏手术患者的最基本内容。基于术前评估的平台,在基本检查中寻找变化,并进行比对分析。

通常在 ICU 无特殊病情需要时,不使用镇静剂和麻醉剂。药物衰减期过后患者仍不苏醒,肢体不能挪动或无意识地躁动,则高度疑似卒中。评估中应排除低血糖、缺氧以及癫痫发作等类似卒中症状的假象。确定患者发生神经系统变化的节点,对决定治疗方案至关重要。假如患者从麻醉中苏醒后出现变化,那么最后一次医护人员或患者家属见到其无卒中症状的节点就是正常状态的最后时刻;假如患者一直未苏醒或苏醒延迟,或醒后有局灶性症状,那么最后见到患者的正常时刻要推及麻醉过程时段。收集患者发病时间、类型和程度,有助于确定治疗方案。

信息速览

心脏术后出现神经系统症状或功能障碍应当考虑卒中;麻醉中苏醒延迟是围手术期神经系统并发症的第一征象。局灶性障碍包括一侧肌无力、面瘫或瞳孔变化。

重要提示

血糖和血氧饱和度的监测极有益于消除和治疗因低血糖和缺氧产生的卒中样症状。

在做出神经学基本评估和高度疑似卒中时,须请专科医生会诊,并进一步做诊断性检查。头颅CT平扫或MRI扫描等可提供有关卒中的重要资料。CT平扫可以快速判断颅内出血和其他病因(如脑瘤、脓肿);计算机断层血管成像(CTA)可准确地显示大血管狭窄和闭塞图像;磁共振弥散加权成像(MR-DWI)可观察到较早期的梗死区域,是急性脑梗死最敏感和特异性成像技术。其他如颅内磁共振血管成像(MRA)、脑灌注成像可以提供脑血管灌注和流量方面的信息。

由于患者病情不允携带植入装置，或检查时间和禁忌证所限等因素，实质上 CT 检查具有很多的应用优势。所以，遵循神经和影像学专业的指导是必不可少的。

确定卒中是缺血还是出血性，以及发生的位置和范围，对治疗、判断预后和控制其继发性脑损伤至关重要。心脏术后卒中绝大多数属于缺血性，约占 85%。这与术中气栓、固体栓子脱落有关，其他因素包括低血压或低灌注压、低血流状态（因动脉硬化狭窄或闭塞）。出血性脑卒中较少见，通常是缺血性卒中引发继发性出血的结果，但也有因抗凝处理或未被发现的动脉瘤发生的出血。

信息速览

出现卒中症状的患者应当尽早接受诊断性检查；而心脏术后的卒中几乎是缺血性所致。血运重建值得商榷，因为涉及诸多因素如近期重大手术、抗凝剂应用等。

发生卒中后，预防继发性损伤的治疗措施对这些患者的长期生存和功能恢复起着重大的影响。不论何种类型卒中，还是治疗方案，采取积极的特殊干预，以防止脑组织进一步损伤。已受到损伤的脑组织对低血压、低氧和低血糖或高血糖极为敏感，这种因素会加重缺血性损伤。发热、癫痫发作也会增加新陈代谢，可能加重缺血损害。上述危险和影响因素应得到及时处理和消除。

急性卒中后通常血压较高或升高，要不要降压处理？依据常规心脏术后监护指南或原则，倾向于稳定血压在正常范围。但对急性缺血性卒中而言，应当考虑因继发于水肿、颅内压增高，而维持平均动脉压在较高水平，以确保足够的脑灌注压。我们知道，脑灌注压（CPP）＝平均动脉压（MAP）－颅内压

（ICP）。否则，流向大脑的血流量将锐减甚至停止，可进一步造成缺血性损伤。

护士须了解每个患者的基础血压、目标值血压。对于发生卒中的心脏术后患者，既要重视手术部位特别是吻合口受到压力的影响，也要保证和维持有效的脑灌注压。因此，适当地保持血压高于正常水平是十分重要的。

对于出血性卒中患者还必须有其他考量，譬如维持稍低的血压、清除颅内积血的开颅手术或去骨瓣减压术等。通过置管测量颅内压（ICP）是最重要的床旁诊断工具和评估手段，头颅 CT 扫描可显示是否水肿加重、脑组织移位和出血状况等征象。

🛏 临床警示！

颅内压升高的临床征象包括意识改变（躁动、不安、定向障碍或嗜睡），瞳孔大小、形状和对光反射的改变，以及运动或感觉功能的变化；其他症状如头痛、呕吐或癫痫发作等。

卒中的其他并发症主要有肺炎、深静脉血栓形成和肺栓塞，以及尿路感染等。这些均与意识障碍、卧床不起、置管时间长等相关。误吸造成肺炎或死亡率增高不容小觑，在吞咽功能障碍时应经鼻置胃肠营养管。无法下床活动时使用序贯式肢体压缩装置，以及使用药物预防血栓形成（出血性卒中慎用）。尿路感染常见且易被忽视，病情稳定后尽早拔除留置的导尿管。

心脏术后围手术期发生卒中较无此并发症患者病情明显变得复杂，治疗难度更大、恢复时间更长。虽然在术前谈话或交流病情时，医方会说明各种并发症发生的可能,但在患方真正面对因病治疗而出现另一病症时,无论是在身体上还是心理上,都将难以承受"意想不到"的巨大压力。

❤ 重要提示

　　一般而言,患方容易接受本身心脏疾病出现的意外或并发症,而不能理解远离心脏部位发生的损害或障碍。所以,在医患方之间沟通、做决定与制定治疗方案时,家庭主要成员较早参与其中,并得到信息是很重要的。

　　卒中后康复治疗涉及多学科与医患方之间、康复机构,以及后期看护或护理人员多个方面的协作活动。一旦患者病情稳定,就进入指导患者进行功能锻炼和运动阶段。早期运动可促进功能改善、缩短康复时间;二级预防包括改变生活方式、强化药物治疗依从性等,防止卒中复发(详见第二十章相关内容)。

(邓　超　宋佳欣　张静漪　李艳婷)

第二十章 | 出院指导与心脏康复

几乎人人都知道,心血管疾病是危害人类健康的主要病种之一,也居各种疾病死亡队列之首。但即使今日,人们对如此严重影响人类生命和健康的病症也是知之甚少或认识肤浅。究其治疗而言,心脏手术只是在失去一级预防时机后为二级预防做些迫不得已和力所能及的补救措施,暂时性地解除患者的症状和阻遏疾病的快速进程。接下来,还将有许多工作需要跟进。患者出院并不意味着告别疾病和完好康复,不少患者需经历较长恢复期,有些患者还须重拾预防性的一级举措,控制和消除危险因素等,从而达到恢复心脏功能、提高运动耐受能力、提升生活与生存质量、重返社会活动圈子和担当个人满意角色最基本的目的。

一、住院后期及出院前的安排与准备

毫无疑问,患者从一开始接受住院治疗就是为出院而做铺垫准备的。其实,在住院初期,针对患者疾病的安排与宣教在不知不觉中就着手考虑并进行,对其疾病的基本知识、知晓程度、服用相关药物和遵从医嘱的依从性等,均是在住院过程中逐渐灌输和养成的。此期间容易建立良好的医患间沟通渠道与信任度,常可获得事半功倍的效果。

1. 提供和指导患者所需的信息 向患者或监护人传达其病情与治疗的相关信息,以及今后所关注的问题。这些都不是在一两天或出院前某一天集中交代与传达的内容。通过少量多次和通俗易懂的宣教,患者或监护人亲自参与,他们复述医方所嘱咐的事项等多种方式,进行信息传递。

在每日查房、治疗和护理活动中,进行宣教、示范或指导是最贴近和有效的交流过程。譬如说,为什么服用华法林,什么病症需要服用,达到什么标准,以及有什么不良反应等;在检查切口与更换敷料时,可为患者与陪护人展示切口情况,如何处置或护理,什么是正常或异常状态,感染的征象或症状表现如何等。让居家护理患者的成员参与其中,并演示所宣教的内容,这种"反馈"方法比笼统的口头交代更有成效。

2. 出院宣教内容　包括药物清单与处方、饮食和运动、伤口护理,以及其他注意事项,这些均是患者及其家属常问询的内容。

3. 药物　心脏术后常需用药物辅助治疗,以巩固其疗效,防止并发症,促进心脏康复。一般地,应有一个完整和清晰的药物清单。仔细遵照医生的医嘱用药非常重要,尤其是特殊的患者。心脏手术仅仅是改善心脏功能,减轻或消除相关症状,但不能解决其导致疾病的病因。因此,术前因风湿性因素致病者,术后仍需根据医生建议决定是否抗风湿治疗,防止风湿复发;冠心病者,需积极控制其危险因素,以及防止血管旁路的阻塞;既往有高血压者,可能仍需坚持、规律服用抗高血压药并密切监测;瓣膜置换者需要长期或短期抗凝治疗等。心脏术后常用药物和注意事项见表20-1。

表20-1　心脏术后常用药物和注意事项

疾病(病症)(或)手术	主要/常用药物	注意事项
瓣膜病/人工瓣膜置换	华法林抗凝治疗	PT+INR监测,指导用药剂量
冠心病/冠状动脉旁路移植术	阿司匹林、波立维双抗治疗	辅以降脂、扩血管等;阿司匹林肠溶片空腹口服
心内膜炎/瓣膜术后	除抗凝外,有效、足够疗程抗生素抗感染	定期复查有关项目
糖尿病	口服或皮下用降血糖药	监测血糖水平
高血压	抗高血压药联合应用	监测血压水平
高脂血症	降脂药应用	定期复查生化指标
心律失常、房颤等	抗心律失常药应用	

信息速览

　　有关药物治疗方面的宣教较重要。让患者了解其适应证和不良反应,以提高服药依从性。

　　4.饮食　心脏术后大多数患者食欲下降,尤其重症者本身术前胃肠道功能不全,需要调理或调整。应当鼓励患者进食,原则上给予足够热量、营养丰富和易消化与吸收的食品,除了蛋白质、脂肪、糖类、维生素和微量元素5种营养素外,不可忽视膳食纤维的补充。对于长时间应用抗生素的患者调整肠道菌群是必要的。正确的饮食活动,可以促进疾病早日康复,防止复发;而不恰当的饮食习惯则可妨碍疾病的康复进程,甚至为再次发作留下隐患。

膳食纤维的好处

膳食纤维虽无滋养身体的功能,但有积存与增加水分、软化大便和预防便秘的功能;另外可吸附和抑制胆固醇吸收,可促进肠内有益细菌(双歧杆菌)的繁殖。

一般地,只要患者有进食欲望,作为医方而言会不加限制,因为经历一次大的创伤需要足够的热量与营养来弥补冲击。但也应知道,在食欲恢复正常后,需要对患者饮食结构和习惯进行指导与调整。总体上,以低脂、低钠(盐)、低胆固醇、低糖、高蛋白和高膳食纤维为较理想的饮食原则。

(1)一般冠心病患者的饮食指导

1)每天总热量:1 500～1 600 kcal(1 kcal ＝ 4.184 kJ)(限制总热量,避免肥胖;因人而异)。

2)每天胆固醇摄入量:250 mg 以下(控制低值范围)。

3)有益食品:绿茶、红茶、紫葡萄、苹果、坚果、植物油、膳食纤维等(含黄酮类化合物有抗氧化和抑制血小板聚集作用)。

4)无益或有害性嗜好品:烟、酒、咖啡、动物油、牛油、蛋黄等。

5)每天营养基准量:蛋白质 60～70 g,脂肪 35 g,糖 250 g,盐 8～10 g。

(2)高血压患者的饮食指导

1)对盐敏感者,控制食欲:盐摄入量在 4～6 g/d,至多 10 g/d;宜每日称量备好。

2)既不影响食欲又要减少用盐量,调整饮食:保持食材原味如香菜、香菇等;选用时令鲜品如番茄、黄瓜、萝卜等新鲜蔬菜;充分利用食醋、豆酱和低盐酱油调味,使用植物性油如芝麻油,少许辛辣品如辣椒、胡椒、芥末等佐料,可增加味觉与食欲。

3) 补钾补钙：选用新鲜蔬菜、水果、豆类、根茎类、海草类和菌类（如香菇、蘑菇、木耳等）。

4) 控制主食，进食有序：早餐富足，晚饭简单；细嚼慢咽，多食果菜。

(3) 糖尿病患者的饮食指导

1) 严格控制热量、糖类含量，营养素合理搭配，少食多餐，规律用餐。

2) 减少细粮摄入如小米、大米、面粉，增加荞麦、高粱和燕麦摄入，粗细搭配。

3) 注意进食少油、少盐、少糖、少辛辣刺激性食物。

4) 多吃高纤维食物如青菜、大白菜、冬瓜、番茄、茄子、豆芽（豆制品）、海带、洋葱、苦瓜等，含糖量较低的水果有青梅、樱桃、橘子、梨、苹果等。

5) 忌用：土豆、芋头、甘薯、藕等含淀粉及含糖量较高的蔬菜；以及菠萝、榴莲、荔枝、香蕉和杧果等水果；动物内脏、蛋黄、鱼籽（卵）。

冠心病、高血压患者一天营养基准量：热量 1 500～1 600 kcal，蛋白质 60～70 g，脂肪 35 g 左右，糖 250 g 左右，盐 8～10 g。

另外冠心病患者应选择胆固醇含量在 70 mg/100 g 以下的食物，如羊肉、兔肉、沙丁鱼、鸡胸肉、鲫鱼、大头鱼等；而少用牛油、蛋黄、动物内脏和油等。

糖尿病患者的饮食治疗是控制血糖的最基础要素。饮食应均衡、多样化，粗细粮混搭，少量多餐，不吃零食，多食膳食纤维等。

5. 运动　患者逐渐增加活动量、活动强度和时间，选择有氧活动方式。动用全身性大肌群反复进行耐力运动，增加机体有氧代谢，同时增加心率和每搏输出量，增加呼吸频率和潮气量，提高心肺功能。

运动有多种功效,如提高机体活动耐力(因糖原利用和蓄积增加),抑制体力下降,预防衰老(因增强肌纤维和增加毛细血管网);强壮骨骼,预防骨质疏松症;增强免疫力和抗病能力;改善呼吸功能,降低血压,扩张冠状动脉,减少心脏病发生率。

运动的强度如何掌握? 一种简单的方法就是采用每个人最大心率 50% ~ 70% 作为运动强度。最大心率是根据年龄计算得出的,即最大心率(次/min)= 220 − 年龄。也就是说,(220 − 年龄) × (50% ~ 70%)是运动时的心率,且无任何不适症状,就是适宜的运动强度。通常,根据患者职业不同,可在术后 1 ~ 3 个月后恢复轻体力工作;只要感觉良好,成年患者正常的性生活也可顺其自然地得以恢复。

重要提示

胸部微创或小切口手术患者身体受限制的活动相对少;而对于胸骨正中切口后,上肢仍需要避免用力或负重运动,最好不宜驾驶车辆。

6.切口护理 前文已提及并示范给患者及家庭成员如何观察和处置切口。一般术后 1 周至十余天可拆线(现大多数使用可吸收性缝线或免拆线缝合),切口愈合后数天即可清水冲洗。获取静脉的下肢常有肿胀现象,除非站立或活动时,平常需抬高患肢以减轻症状。

如果切口表现红、肿、热、痛或渗出,则为感染征象,需要医生处理。除了感染性心内膜炎外,一般无须再使用抗生素预防性治疗。但对于植入人工瓣膜或材料,进行口腔牙科操作或手术时,可以预防性使用抗生素。

心脏外科医生和护士应该交代清楚患者门诊复诊与随访计划,提供办公室/医生联系方式或电话给患者及家属;一切可用的资源如宣教手册、合理建议和心脏康复计划,都应该无保留地给予患者;对于接受药物进一步治疗的患者,需要获得明确和深度的指导与宣教。

1. 人工瓣膜置换/成形术后 植入人工瓣膜的患者需要终身抗凝治疗;植入生物瓣膜或术中使用成形环者也需要口服抗凝药至少 3 个月。如果同时合并心房颤动时,则应根据医生的建议,针对心房颤动进行抗凝治疗。

华法林是目前国内外常用的香豆素类抗凝药,在体内有对抗凝血因子维生素 K 的作用。华法林用量个体差异性较大,需根据凝血酶原时间(PT)和国际标准化比值(INR)血检结果调整剂量,这种检查每次最好应在同一个实验室内进行以避免结果波动。另外,确定每个人的正确剂量需一定的时间、连贯性与患者的配合。

同一份标本在不同实验室,应用不同的国际敏感指数(ISI)试剂检测,其血浆 PT 值差异较大,但所测的 INR 相同,这样使测得的 PT 结果具有可比性。因此,国际上强调使用 INR 监测口服抗凝剂华法林用量是一种较好的表达方式。

中国人在心脏瓣膜置换和非瓣膜性心房颤动应用华法林抗凝的 INR 较西方白种人为低(即 1.5~2.5 相比较于 2.0~3.0),这是中国专家的共识。

PT/INR 的意义

PT 是指血液凝固所需的时间(以秒为单位),正常值为 11～13 s。INR 是指患者 PT 与正常对照 PT 之比的 ISI 次方,是可校正凝血活酶试剂差异对 PT 值进行标准化报告的方法,INR 正常值为 0.8～1.2。

华法林抗凝治疗监测流程:①用药前测定 PT+INR,在 ICU 和病房拔管前后给予初始剂量华法林;②此后间断或连续监测 PT+INR,在出院时大致确定每日口服剂量;③出院初期每周监测 1 次,INR 达到目标值(或范围)并稳定后,每月检查 1 次。中途如果遇到某次 INR 过高或过低,则需调整或停服;下次监测 INR 时间又变为每周或几天 1 次,并继续按上述每周、每月时间规律性监测。

华法林与许多药物合用时有增效或减效反应,避免进食大量富含维生素 K 的食物或饮食结构变化巨大,尽量养成一个有规律的日常生活。在某些方面如果实在不明白,可以与医生联系和沟通。

华法林抗凝注意事项:①维持正常的均衡饮食。②服用其他新药物包括中药在内,须通知和咨询医生意见。③服药遗忘超过 8 h,次日不可加服双倍剂量。④华法林可能有致畸形风险,妊娠期间尤在早期 3 个月内不服用华法林(使用低分子肝素钠抗凝)。⑤有短暂意识或语言丧失,立刻通知医生,可能是剂量偏低。⑥如果出现鼻出血、牙龈出血、血便、黑便或柏油样便、血尿、经血过多、切割伤后出血不止、皮下大片瘀斑,以及疼痛、肿胀或不适等不寻常症状,可能是剂量偏高,需要门诊诊查。⑦心房颤动者尤其是慢性持续性,强烈建议使用华法林长期抗凝治疗和预防,而不建议以阿司匹林替代。

❤❤ **重要提示**

INR 高于抗凝目标值上限,有出血倾向或危险,应适当减少华法林剂量;如果 INR 低于抗凝目标值下限,说明有血栓形成的风险,应当适当增加其剂量。

2. 冠状动脉旁路移植术(CABG)或急性冠脉综合征(ACS)治疗后 CABG 和 ACS 患者急性期治疗只是让堵塞或狭窄的血管"临时"畅通,出院后如果忽视康复管理,仍可能因病变持续进展和危险因素损害,引起心肌缺血事件复发。因此,无论接受的是手术、介入治疗还是药物保守治疗,出院后都需要长期服用药物,并重拾一级、二级预防的措施。

人们也已知晓,冠心病的危险因素包括高血压、高脂血症、糖尿病、吸烟、肥胖症、长久静坐和不良生活方式等。对这些危险或易患因素采取干预,是一级预防的措施,也是心脏康复的重要内容(表 20-2)。

表 20-2 冠心病危险因素及其危害性

危险或易患因素	对心脏的危害性和作用
高血压(HP)	直接压力传递、剪切力与损伤,致内膜、管壁增厚和硬化;HP 与 CHD 关系密切,50% 以上 HP 合并 CHD,是主要因素之一
高脂血症(HLP)	血脂代谢紊乱,总胆固醇(TC)、甘油三酯(TG)和低密度脂蛋白(LDL)增高并沉积,是主要因素之一
吸烟	尼古丁与一氧化碳(CO)毒副作用,致体内儿茶酚胺释放、血液细胞聚集与沉积、碳氧血红蛋白形成且无携氧能力;重要和可控因素
糖尿病	糖代谢紊乱,导致高脂血症、脱水、血液黏度增高;常与 CHD 等同或并存

续表 20-2

危险或易患因素	对心脏的危害性和作用
肥胖	内分泌功能紊乱,致 TC、TG 增高,LDL 减少;肥胖常与高血压、糖尿病伴行
酗酒	刺激血管、肝脏,促进 TC、TG 合成,抑制垂体抗利尿激素分泌、脱水、血液黏稠度增高
情绪、社会心理因素	大脑皮质、丘脑下部兴奋,儿茶酚胺分泌增加,冠状动脉收缩、耗氧增加
饮食因素	直接影响人体血压、血糖、血脂和血钠水平

由此,对冠心病患者采取降低血压和血胆固醇,控制血糖,劝阻吸烟和宣传戒烟,减肥,改变生活方式和不良饮食习惯,以及锻炼等在内的综合防治措施,具有积极主动的意义。对包括支架和旁路移植在内的救治患者进行药物和非药物干预,延缓或阻止动脉硬化的进展,也是二级预防的项目。我们以英文双"ABCDE"概括如下,见知识栏 20.3。

知识栏 20.3
冠心病二级预防的内容(双"ABCDE")

A:血管紧张素转换酶抑制剂(ACEI)和阿司匹林(aspirin)的应用。

B:β 受体阻滞剂(β - blocker)和控制血压(blood pressure control)。

C:戒烟(cigarette quitting)和降低胆固醇(cholesterol - lowering)。

D:合理饮食(diet)和控制糖尿病(diabetes control)。

E:运动(exercise)和健康教育(education)。

CABG 或 PCI 只是处理了冠状动脉内狭窄最严重的部位,其他部位的斑块仍会发生和进展,搭桥或支架部位也可能发生血栓,因此需要长期服药。

除了其他药物如控糖、降压和降脂外,应用双联抗血小板药物预防血栓形成,有效降低冠心病患者心血管事件和死亡风险。除非有禁忌,避免过早或擅自停用双抗药物。

💗 **重要提示** ▶

　　CABG 或 PCI 后双抗药物治疗至少 12 个月。通常,阿司匹林+氯吡格雷作为一线治疗;替格瑞洛抗凝作用更强,效果更好,但既往有出血史或高龄老年人慎用。

　　高脂血症已成为冠心病的主要危险因素,其中TC、TG 和低密度脂蛋白胆固醇(LDL-C)是罪魁祸首。糖尿病、肥胖或超重等许多危险因素都是通过脂质代谢异常而发挥其有害作用。患高脂血症后,首先应合理调整饮食结构,改变不良生活方式,加强运动锻炼;其次应考虑采取调脂药物,包括他汀类、贝特类(力平脂、诺衡)、烟酸类和鱼油制剂。临床上较常用的是前两类。

📠 **信息速览** ▶

　　血脂各项指标的正常参考值:成人血清 TC <5.17 mmol/L,TG<1.70 mmol/L,LDL-C<3.36 mmol/L,高密度脂蛋白胆固醇(HDL-C)>1.0 mmol/L。

　　3. 出院后门诊随访、检查与指导　根据患者的病情而确定具体复查时间和项目,通常在术后 1 周内、1 个月、3 个月、半年和 1 年时进行,并应以医嘱为准。譬如,瓣膜置换术后患者,在术后第 1 个月内基本以调整 INR 为主;出院后 3 个月时在复查 INR 项目时,需进行一次全面体格检查,包括 X 射线胸片、心电图和超声心动图等;如果 3 个月复查时恢复良好,各项指标正常,以后复查可延至 6～12 个月 1 次。

不论手术年限长短或 INR 是否稳定,不宜超过 3 个月查一次 INR;另外关注长期服用药物的不良反应与有效性,如他汀类的肝与肌肉毒性。

心脏术后患者除了关心今后所用药物、复诊复查、职业或工作恢复外,还有许多现实问题亟待解答,譬如咨询到交通出行方面。原则上,采用胸部正中切口手术的患者在术后 3~4 个月内不应自行驾驶;对于能否乘坐飞机出行,只要心功能恢复良好是安全可取的。值得提醒的是,安装心脏起搏器的患者必须明确告诉安检人员体内植入起搏器及其部位,切忌强电磁场仪器扫描,否则会变更起搏器工作模式,甚至中断其工作程序。而人工心脏瓣膜置换者则无此顾虑,向安检人员说明清楚即可。

4.磁共振检查 磁共振成像(MRI)现已成为医院中常用的诊查手段。检查前医生会详细向就诊者和受检者讲解相关事项。由于 MRI 强力磁场作用,身上携带的所有金属物件如手表、金属项链(纽扣、腰带)等必须拿走,禁止一切铁磁性物进入磁共振室内! 如果体内已有植入物,那么,到底哪些医用类材料和设置不可或不能入室检查?

体内植入心脏起搏器、ICD、心血管监测仪和循环记录仪等绝大多数电子设备不能与 MRI 兼容;颅内动脉瘤夹(强铁磁性材料的);人工耳蜗;外科介入性金属装置与器材;电池驱动设备(微量输液泵、胰岛素泵)等,这些不可做 MRI 检查。MRI 容易干扰它们的工作与性能,引起设备故障,不利于人体健康。除非是选用了 MRI 兼容的新型设置(质保卡上有 M2 标志,其代表通过 MRI 检查认证),可以进行 MRI 检查。

进入 MRI 高磁场中,铁磁性物件如钢笔、钥匙和手术器械等可发生"导弹发射效应"或抛射伤害;含铁磁性植入物如动脉瘤夹可引起移位、脱落;各种电子设备可导致性能故障等。

5.心脏手术常使用的人工材料　除了人工心脏瓣膜外,还有瓣膜成形环、止血夹、冠状动脉内和(或)血管内支架、胸骨固定钢丝和临时起搏器导线5 种。很多患者在开具和需要 MRI 检查时,医患双方常常因信息资料不全和认识不到位而产生质疑放弃检查。所以心脏外科医生和护士须了解这方面知识,正确地给予患者和检查科室答疑解惑。

上述前 4 个一般为钛合金材料,第 5 个成分一般是 316 L 不锈钢,第 6 个为低磁性导线,这 6 种材料均属于极低磁性。如果 MRI 机器静磁场<3.0 Tesla,梯度磁场<720 Gauss/cm(高斯/厘米),便可以接受 MRI 检查(起搏器使用者除外)。因为在上述条件与参数下,如果检查时间为 15 min,金属温度至多升高 2 ℃。而且在血液流动的循环系统中,能够迅速带走和驱散由磁场产生的热效应和热量,不至于损坏或"烧坏"植入的设置,更不会引起"移位"。

同电磁炉能加热原理一样,MRI 在遇到磁性金属时会使其温度升高;而对低或极低磁性的物件时则热效应有限。

三、再谈"心脏康复"

正如前面章节内容所言,心脏病患者一旦进入病区即开启了"心脏康复"的进程。顾名思义,心脏康复意指心脏已经受到损伤,需要进行"年检"、休整和康复,目的在于降低已有心血管疾病再次发作事件的风险。其计划项目包括循证药物使用和个案化调整剂量、营养咨询与生活方式指导、风险因素管控、适度体力活动咨询和运动训练,以及社会回归和心理干预等。总而言之,最后再提"心脏康复",就是为心脏病患者进行系统总结,提供综合、长期的医疗方案和健康指导。为便于患者与家属看护人理解与遵从,归纳为几大处方,即药物处方、饮食营养处方、生活处方、运动处方和心理处方等。

信息速览

心脏康复,实质上是一、二级预防综合版。因为一级预防是针对未发生疾病的危险因素进行干预;二级预防是对已经发生了的疾病患者做到早诊断和早治疗,目的是缓解症状,阻止疾病较快发展,改善心脏功能与预后,防止疾病复发和短期内加重。二级预防是在采取药物和(或)手术措施之后,重拾并践行一级预防的举措。

1. 药物处方　通过住院治疗和二级预防措施与宣教,绝大多数患者基本能够遵从医嘱,且依从性良好。

2. 饮食营养处方　根据每个患者具体营养状况,需求进行膳食评估,并制订个体化计划。大多采取低脂、低油、低胆固醇和低盐饮食,且考虑到任何其他因素如高血压、糖尿病等。譬如 CABG、ACS 患者可以遵循以下合理的膳食指导(图20-1),通过指导如何变更饮食习惯,从而优化健康要素。

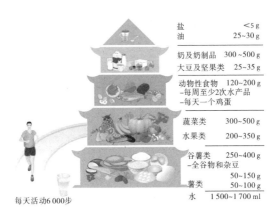

盐	< 5 g
油	25~30 g
奶及奶制品	300~500 g
大豆及坚果类	25~35 g
动物性食物	120~200 g
—周至少2次水产品	
—每天一个鸡蛋	
蔬菜类	300~500 g
水果类	200~350 g
谷薯类	250~400 g
—全谷物和杂豆	50~150 g
薯类	50~100 g
水	1 500~1 700 ml

每天活动6 000步

图 20-1 中国居民平衡膳食宝塔(2022)

3.生活处方　患有心血管疾病的患者单纯依赖药物和手术治疗是远远不够的。之后能否早日康复,除了正规治疗,还与日常生活、精神和环境等诸多因素相互作用相关。生活方式是否合理与调整,直接影响疾病的康复与预后。生活处方包括饮食、睡眠、劳逸结合与运动,并涉及风险因素的管理和自律能力。通过矫正不良生活方式,改变生活习惯,部分患者高血压、血脂和血糖等可以得以改善与重塑。

💗 **重要提示**

毋庸置疑的事实是,吸烟有害健康。无论是一手烟还是二手烟,都是人所能够管控的唯一的心血管疾病危险因素。因此,戒烟是心脏康复和矫正不良生活方式的重点内容。

4.运动处方　与医生开出的药物处方、饮食处方同样重要。运动处方包括其类型、强度、持续时间、频次和进展速度。运动处方作为康复运动训练的指导方案,应遵循个体化原则,选择适合每个患者的有氧运动方式,并坚持终身活动的理念,参阅前面章节内容。

💗 **重要提示**

患者开始活动或运动锻炼应该有家人陪伴,并逐步增加活动量,强度可高于日常的活动水平;每周至少进行 5 次(天)有氧运动,每次持续或累积 30 ~ 60 min 中等强度活动。

5.心理处方　心脏病患者保持乐观的心态至关重要。正是基于此,现代医学模式调整并进展至生物-心理-社会医学模式,在一定程度上与中国传统医学(人体-自然-社会心理,即天人一体)有殊途同归之处。

现代医学开拓了更广阔的空间,赋予了更丰富的内涵;强调关心患者、关注社会,注重技术与服务的共同提高。

今天,人们都处于一个瞬息万变的信息化新时代,尤其是患者易受到社会心理与疾病的双重或多重干扰,他们所产生的负面情绪和"固有"的性格也极易对疾病产生消极的影响。临床实践证明,许多高血压、冠心病是长期精神过度紧张、焦虑所导致的。例如,我们常遇到猝死,现在提出"心猝"综合征,就是因为急剧的情绪变化或极端的痛苦反应所致。现代医学研究证实,一切情绪和社会心理因素所产生的烦恼、忧愁、愤怒、悲伤等不良刺激和精神紧张,都刺激大脑皮质及丘脑下部兴奋,促使去甲肾上腺素、肾上腺素等儿茶酚胺类血管活性物质大量分泌,而引起代谢加快,耗氧增加;全身血管强烈收缩,血压剧升,心率增快和心肌缺血、缺氧,冠心病和高血压发作。

因此,需要心脏专科医生了解与掌握"双心"医学概念和诊疗模式,帮助患者化解和控制情绪,矫正性格缺陷,使患者心平气和、宽以待人,凡事想得开、放得下,避免不良刺激和精神过度紧张与疲惫不堪,以预防心脏病发生。

💗💗 **重要提示**

心脏康复是一个多学科的项目与内容,需要从事心血管专业人员更多地了解和掌握预防与治疗心血管疾病方面的相关知识。旨在通过医患之间交流,减少和规避心血管危险因素,强化健康生活方式,促进患者康复。

有人指出,新世纪最好的保健医生是你自己。因为你生活在一个知识与信息同步的时代。

(王 娟 李 娟 宋佳欣 王飞扬)

附录1 | 心血管疾病常用药物

附表1-1　抗凝血药

名称	商品名	用法	特点
华法林		起始剂量:3 mg,po,qd;INR 目标通常为2.0～3.0(欧美),1.8～2.5(国内)	与多种药物、食物存在相互作用,应密切关注
利伐沙班	拜瑞妥	10 mg,po,qd	无须监测 INR,使用方便
达比加群	泰毕全	150/110 mg,bid	无须监测 INR,使用方便
普通肝素	肝素钠注射液	①血栓性疾病:首次剂量 60～80 U/kg,iv,维持剂量 14～18 U/(kg·h)②DIC:25～50 U/kg,iv,持续4 h③血液透析:1 000～2 000 U/h	监测 APTT 调整用量
低分子肝素钠	吉派林	2 500 U,ih,qd	

附表 1-2　抗血小板药

名称	商品名	用法	特点
阿司匹林	拜阿司匹灵	100 mg,po,qd	冠心病二级预防基石药物
氯吡格雷	波立维、泰嘉	75 mg,po,qd	ACS 治疗的关键药物之一
替格瑞洛	泰毕全	90 mg,po,bid	无须经过肝胆代谢,起效迅速

附表 1-3　β 受体阻滞剂

名称	商品名	用法	特点
酒石酸美托洛尔	倍他乐克	①高血压:25～50 mg,bid ②心力衰竭:6.25 mg,bid,靶剂量50 mg,bid ③心绞痛:25～50 mg,bid	脂溶性,高选择性 β 受体阻滞剂;较大剂量时,对 $β_2$ 受体也有作用
琥珀酸美托洛尔		①高血压:47.5 mg,bid ②心力衰竭:23.75 mg,bid,2 周后增加至47.5 mg,qd ③心绞痛:25～50 mg,bid	
比索洛尔	康忻	①高血压:5 mg,qd ②心力衰竭:1.25 mg,qd,2～4 周后增加至10 mg,qd ③心绞痛:2.5 mg,qd	不影响糖、脂代谢
普萘洛尔	心得安	①高血压:10 mg,tid ③心绞痛:10～20 mg,tid	无内在拟交感活性,具有中等强度的膜稳定性

附表 1-4 硝酸酯类药物

名称	商品名	用法	特点
硝酸甘油		心绞痛:0.5 mg 舌下含服,5 min 后可重复	舌下含服起效迅速
硝酸异山梨酯	异舒吉、消心痛	5~10 mg,tid	可预防与治疗心绞痛发作
单硝酸异山梨酯	欣康	20~60 mg,qd	适用于心绞痛的长期治疗与预防

附表 1-5 高血压急症用药

名称	用法	特点
硝普钠	5% GS 50 ml + 50 mg → 1 mg/ml	给药后立即起效并达到作用高峰,肾功能不全者有蓄积作用
硝酸甘油	NS 40 ml+50 mg→1 mg/ml	同时扩张周围静脉与动脉
乌拉地尔	NS 40 ml+50 mg→6 ml/h	对静脉作用大于动脉作用,对血压正常者没有降压效果
拉贝洛尔	10% GS 20 ml+25~50 mg, iv,5~10 min,15 min 后可重复(总剂量<200 mg)	适用于妊娠、肾功能不全时高血压急症,几乎不影响心脑血流

附表 1-6 调血脂药

名称	商品名	用法	特点
瑞舒伐他汀	可定	10 mg, qd,最大剂量 20 mg	目前降低 LDL-C 效力最强的他汀
阿托伐他汀	立普妥、阿乐	10 mg, qd,最大剂量 20 mg	可降低总胆固醇
非诺贝特	力平之	200 mg,qd	降低胆固醇和甘油三酯

续附表 1-6

名称	商品名	用法	特点
依折麦布片	益适纯	10 mg,qd	选择性抑制小肠中胆固醇的吸收

附表 1-7 洋地黄类及其他正性肌力药物

名称	商品名	用法	特点
地高辛		0.125 ~ 0.25 mg,po,qd	能有效缓解左心室射血分数下降心力衰竭患者的症状
去乙酰毛花苷	西地兰	0.4 ~ 0.8 mg+5%/25% GS 20 ml 静脉注射	10 min 起效,1 ~ 2 h 达高峰
米力农	鲁南力康	15 mg+NS 35 ml 微泵输液 5 ml/h,qd	长期应用会增加心律失常、心肌缺血风险
左西孟旦	悦文	负荷剂量 6 ~ 12 μg/kg 10 min,维持剂量 0.1 μg/(kg·min)	有扩血管作用,收缩压≤90 mmHg 患者不宜给予负荷量

附表 1-8　抗心律失常药

名称	商品名	用法	特点
利多卡因		负荷量:100 mg,iv,5 min 维持量:400 mg + 5% GS 30 ml 静脉微泵 4~5 ml/h(体重大于 6 ml/h) 或 500 mg + 5% GS 250 ml,iv,gtt	严重房室及室内传导阻滞患者禁用
普罗帕酮	心律平	负荷量:5% GS 10 ml + 70 mg 微泵输液 100 ml/h(iv 20 min) 维持量:5% GS 250 ml + 210 mg,iv,gtt 口服:150 mg,tid/q8 h	多用于无器质性心脏病患者
艾司洛尔	爱络	0.5 mg/kg 静脉注射 1 min;0.05~0.2 mg/(kg·min) kg×0.03 换算即 1 m/h = 0.01 mg(kg·min)	起效快,半衰期短,停药后药效迅速消失
胺碘酮	可达龙	负荷量:5% GS 20 ml + 0.15 g 微泵输液 80 ml/h(iv 15 min) 维持量:5% GS 44 ml + 0.30 g 微泵输液 10 ml/h 长期:盐酸胺碘酮片 200 mg,tid/q8 h	起效慢,半衰期长,且个体差异明显
维拉帕米	异博定	NS/5% GS 20 ml+维拉帕米 5 mg,iv(>2 min),15 min 后可重复	避免用于心力衰竭患者

名称	商品名	用法	特点
地尔硫䓬	合心爽	①室上性心动过速： NS 10 ml+10 mg,iv,3 min NS 20 ml+20 mg 微泵输液 6 ml/h,根据血压、心率调节 ②心绞痛：NS 50 ml + 50 mg 微泵输液 5 ml/h,根据血压调节	避免用于心力衰竭患者
腺苷		6 mg 快速静脉注射，随后以生理盐水冲洗，单次剂量不超过 12 mg	起效快，半衰期极短，需快速中心静脉注射
异丙肾上腺素		3 mg+NS 44 mg 静脉泵入 1 ml/h	短期提高心率，改善血流动力学

附表 1-9　钙离子通道阻滞剂

名称	商品名	用法	特点
硝苯地平	心痛定	①变异型心绞痛：10 mg, tid,最大单次剂量 30 mg ② 高血压：10 mg, tid	因快速降压，血压波动大，并可导致反射性心动过速，已不推荐常规降压使用
硝苯地平控释片	拜新同	30 mg, po, qd,最大剂量 120 mg/d, 不能掰开或碎服	强效、平稳、依从性好
硝苯地平缓释片	得高宁、圣通平	10 ～ 20 mg, po,bid	应用不如拜新同广泛
氨氯地平	络活喜、施慧达	2.5 ～ 10 mg, po,qd	起效慢、作用时间长，最大降压效应出现在用药后 2 ～ 4 周

名称	商品名	用法	特点
非洛地平	波依定	5 mg,po,qd	肝功能不全者注意减量
氨氯地平阿托伐他汀	多达一	1 片,po,qd	改善动脉内皮功能

附表 1-10　血管紧张素转化酶抑制剂(ACEI)

名称	商品名	用法	特点
卡托普利	开博通	①高血压:12.5 mg,bid/tid ②慢性心力衰竭:12.5~25 mg,bid/tid	口服起效快,1~1.5 h药物浓度达峰,可维持4~6 h
依那普利	悦宁定	①高血压:5~10 mg,qd/bid ②心力衰竭:2.5 mg,bid/tid	降压作用可维持24 h,药效为卡托普利的10~20倍
贝那普利	洛汀新	①高血压:10 mg,qd ②心力衰竭:2.5 mg,qd	可增加肾血流和排钠作用,改善肾功能
培哚普利	雅施达	①高血压:4 mg,qd ②心力衰竭:2 mg,qd	作用可维持24 h,4 d后血药浓度达稳态

附表 1-11　血管紧张素Ⅱ受体阻滞剂(ARB)

名称	商品名	用法	特点
氯沙坦	科素亚	①高血压:50 mg,qd ②心力衰竭:初始12.5 mg,qd,可逐渐加至50 mg,qd	作用较缓和,3~6周可达最大降压效果

名称	商品名	用法	特点
氯沙坦氢氯噻嗪	海捷亚	轻中度高血压：1 片,qd	可减轻利尿剂所致的高尿酸血症
缬沙坦	代文	①高血压：80 ~ 160 mg,qd ②心力衰竭:20~ 40 mg,bid	降压同时不影响血脂、血糖或尿酸,2 ~ 4 周可起到最大降压效果
缬沙坦氢氯噻嗪	复代文	1 片,po,qd	反应不足时可增加至 2 片
缬沙坦氨氯地平	倍博特	1 片,po,qd	可减轻 CCB 引起的外周血肿,起协同效应
替米沙坦	美卡素	①高血压：20 ~ 80 mg,qd ② 心力衰竭：80 mg,qd	起效慢,作用强而持久
替米沙坦氢氯噻嗪	美嘉素	1 片,po,qd	
奥美沙坦酯	傲坦	20 ~ 40 mg,qd	1 ~ 2 h 起效,3 ~ 5 d 达稳态
厄贝沙坦	安博维	150 ~ 300 mg,qd	对肾脏有保护作用

附录2 | 缩写词(语)对照表

AAD	acute aortic dissection	急性主动脉夹层
ACC	American College of Cardiology	美国心脏病学会
ACEI	angiotensin convertion enzyme inhibitor	血管紧张素转换酶抑制剂
ACS	acute coronary syndrome	急性冠脉综合征
ACT	activates clotting time	活化凝血时间
AD	aortic dissection	主动脉夹层
AF	atrial fibrillation	心房颤动
AHA	American Heart Association	美国心脏协会
AHF	acute heart failure	急性心力衰竭
AI	aortic incompetence	主动脉瓣关闭不全
AKI	acute kidney injury	急性肾损伤
ALI	acute lung injury	急性肺损伤
AMI	acute myocardial infarction	急性心肌梗死
AP	angina pectoris	心绞痛
APVD	anomalous pulmonary vein drainage	肺静脉异位引流
AR	aortic regurgitatiom	主动脉瓣反流
ARB	angiotensin Ⅱ receptor blocker	血管紧张素Ⅱ受体阻滞剂
ARDS	acute respiratory distress syndrome	急性呼吸窘迫综合征
AS	aortic stenosis	主动脉瓣狭窄
ASD	atrial septal defect	房间隔缺损

AVR	aortic valve replacement	主动脉瓣置换
BIMA	bilateral internal mammary artery	双侧乳内动脉
BNP	brain natriuretic peptide	脑钠肽
BPS	behavioral pain scale	行为疼痛量表
BTR	brige to recovery	康复前过渡
BTT	brige to transplant	移植前过渡
CABG	coronary artery bypass grafting	冠状动脉旁路移植术
CAD	coronary atherosclerotic heart disease	冠状动脉粥样硬化性心脏病
CCS	Canadian Cardiovascular Society	加拿大心血管协会
CEA	carotid endarterectomy	颈动脉内膜剥脱术
CHD	congenital heart disease	先天性心脏病
CHF	congestive heart failure	充血性心力衰竭
CI	cardiac index	心脏指数
CO	cardiac output	心排血量
CoA	coarctation of aorta	主动脉缩窄
COPD	chronic obstructive pulmonary disease	慢性阻塞性肺疾病
CPAP	continuous positive airway pressure	持续气道正压通气
CPB	cardiopulmonary bypass	体外循环或心肺转流
CRRT	continuous renal replacement therapy	连续性肾脏替代治疗
CT	computer tomography	计算机体层成像
CTA	computer tomography angiography	计算机体层血管成像
CVP	central venous pressure	中心静脉压
DAPT	dual anti-platelet therapy	双联抗血小板治疗
DBD	donor of brain death	脑死亡供者
DCD	donor of cardiac death	心脏死亡供者
DSA	digital subtraction angiography	数字减影血管造影术
DT	destination therapy	永久性支持治疗

ECG	electrocardiogram	心电图
ECMO	extracorporeal membrane oxygenation	体外膜氧合
EF	ejection fraction	射血分数
EOA	effective orifice area	有效瓣口面积
ESC	European Society of Cardiology	欧洲心脏病学会
GCS	Glasgow coma scale	格拉斯哥昏迷评分
HD	hemodialysis	血液透析
HDL	high density lipoprotein	高密度脂蛋白
HF	heart failure	心力衰竭
IABP	intra-aortic balloon pump	主动脉内球囊反搏
ICU	intensive care unit	重症监护病房
IE	infectious endocarditis	感染性心内膜炎
IEOA	index of effective orifice area	有效瓣口面积指数
IMA	internal mammary artery	乳内动脉
IMH	intramural hematoma	壁内血肿
INR	international normalized ratio	国际标准化比值
ITA	internal thoracic artery	胸廓内动脉
IVUS	intravenous ultrasound	血管内超声
LAD	left anterior descending branch	左前降支
LDL	low density lipoprotein	低密度脂蛋白
LIMA	left internal mammary artery	左乳内动脉
LVAD	left ventricular assist device	左心室辅助装置
LVEF	left ventricular ejection fraction	左心室射血分数
LVESD	left ventricular end-systolic dimension	左室收缩末内径
MCS	mechanical circulatory support	机械循环辅助(支持)
MDT	multidisciplinary team	多学科协作团队
MI	myocardial infarction	心肌梗死

MID-CAB	minimally invasive direct coronary artery bypass	微创直视下冠状动脉旁路移植术
MODS	multiple organ dysfunction syndrome	多器官功能障碍综合征
MR	mitral regurgitation	二尖瓣反流
MRI	magnetic resonance imaging	磁共振成像
MS	mitral stenosis	二尖瓣狭窄
MV	mechanical ventilation	机械通气
MVP	mitral valve prolapse	二尖瓣脱垂
NSTE-MI	non-ST segment elevation myocardial infarction	非ST段抬高心肌梗死
NYHA	New York Heart Association	纽约心脏病协会
ONCAB	on-pump coronary artery bypass	体外循环下冠状动脉旁路移植术
OPCAB	off-pump coronary artery bypass	非体外循环下冠状动脉旁路移植术
PAPVD	partial anomalous pulmonary venous drainage	部分性肺静脉异位引流
PAU	penetrating aortic ulcer	穿透性主动脉溃疡
PBMV	percutaneous balloon mitral valvuloplasty	经皮球囊二尖瓣成形术
PBPV	percutaneous balloon pulmonary valvuloplasty	经皮球囊肺动脉瓣成形术
PCI	percutaneous coronary intervention	经皮冠脉介入术
PCWP	pulmonary capillary wedge pressure	肺毛细血管楔压
PD	peritoneal dialysis	腹膜透析
PDA	patent ductus arteriosus	动脉导管未闭
PEEP	positive end expiratory pressure	呼气末正压通气
PH	pulmonary hypertension	肺动脉高压
PRVC	pressure regulated volume control	压力调节容量控制

PS	pulmonary stenosis	肺动脉瓣狭窄
PVI	pulmonary vein isolation	肺静脉隔离
PVR	pulmonary vascular resistance	肺血管阻力
RA	radial artery	桡动脉
RCA	right coronary artery	右冠状动脉
RF	rheumatic fever	风湿热
RIMA	right internal mammary artery	右乳内动脉
SaO$_2$	saturation of artery oxygen	动脉血氧饱和度
SAP	stable angina pectoris	稳定型心绞痛
SVG	saphenous vein great	大隐静脉
SBP	systolic blood pressure	动脉收缩压
SIMV	synchronized intermittent mandatory ventilation	同步间歇指令通气
STEMI	ST segment elevation myocardial infarction	ST 段抬高心肌梗死
S$\bar{v}$O$_2$	oxygen saturation in mixed venous blood	混合静脉血氧饱和度
TAPVD	total anomalous pulmonary venous drainage	完全性肺静脉异位引流
TAVI (R)	transcatheter aortic valve implantation (replacement)	经导管主动脉瓣植入（置换）术
TC	total cholesterol	总胆固醇
TCFA	thin-capfibroatheroma	薄帽纤维粥样斑块
TEE	transesophageal echocardiography	经食管超声心动图
TG	triglyceride	甘油三酯
TI	tricuspid incompetence	三尖瓣关闭不全
TIA	transient ischemic attack	短暂性脑缺血发作
TMVI (R)	transcatheter mitral valve implantation (replacement)	经导管二尖瓣植入（置换）术
TOF	tetralogy of Fallot	法洛四联症
TR	tricuspid regurgitation	三尖瓣反流

TTE	transthoracic echocardiography	经胸超声心动图
UAP	unstable angina pectoris	不稳定型心绞痛
UCG	ultrasonic cardiography	超声心动图
VAD	ventricular assist device	心室辅助装置
VAP	ventilator-associated pneumonia	呼吸机相关性肺炎
VHD	valvular heart disease	瓣膜性心脏病
VSD	ventricular septal defect	室间隔缺损

参考文献

[1]易定华,徐志云,王辉山.心脏外科学[M].2版.北京:人民军医出版社,2016.

[2]HODGE T. Fast facts for the cardiac surgery nurse[M].3 th ed. New York:Springer Publishing Company,2019.

[3]丁文祥,苏肇杭.现代小儿心脏外科学[M].济南:山东科学技术出版社,2013.

[4]KAISER L R,KRON I L,SPRAY T L.心胸外科学精要[M].解基严,周清华,主译.2版.天津:天津科技翻译出版有限公司,2010.

[5]杨跃进,华伟.阜外心血管内科手册[M].2版.北京:人民卫生出版社,2014.

[6]ARAMPATZIS C,FADDEN P M E,MICHALIS L K,et al.冠状动脉粥样硬化当代管理与治疗[M].张奇,徐波,主译.上海:上海科学技术出版社,2015.

[7]孙立忠.主动脉外科学[M].北京:人民卫生出版社,2012.

[8]葛均波,周达新,潘文志.经导管心脏瓣膜治疗术[M].上海:上海科学技术出版社,2013.

[9]MAISEL W H.心力衰竭器械治疗[M].王玉堂,单兆亮,时向民,主译.北京:人民军医出版社,2013.

[10]TAGGFART D,ABU-OMAR Y.心脏外科核心理论与实践[M].许锁春,闫炀,主译.北京:人民卫生出版社,2021.

[11]PARAKH N,MATH R S,CHATURVEDI V.二尖瓣狭窄[M].闫炀,李勇新,师桃,主译.北京:中国科学技术出版社,2022.

[12]中华医学会胸心血管外科学分会瓣膜病外科学组.风湿性二尖瓣病变外科治疗指征中国专家共识[J].中华胸心血管外科杂志,2022,38(3):132-137.

[13]中华医学会胸心血管外科分会瓣膜病外科学组.心脏瓣膜外科抗凝治疗中国专家共识[J].中华胸心血管外科杂志,2022,38(3):164-174.

[14]中华医学会胸心血管外科分会瓣膜病外科学组.心脏瓣膜外科人工瓣膜选择中国专家共识[J].中华胸心血管外科杂志,2022,38(3):138-145.

[15]中华医学会胸心血管外科分会瓣膜病外科学组.功能性二尖瓣关闭不全外科治疗中国专家共识[J].中华胸心血管外科杂志,2022,38(3):156-163.